Pädagogische Praxisimpulse

Band **4**

AF215663

Handlungskompetenz und Patientensicherheit:

Checklisten als Lernformat in der Ausbildung zum Notfallsanitäter/in

Jörg Holländer

Reihe: Pädagogische Praxisimpulse

Herausgeber: Prof. Thomas Prescher

Bibliografische Information der Deutschen Nationalbibliothek: Die Deutsche Nationalbibliothek verzeichnet diese Publikation in der Deutschen Nationalbibliografie; detaillierte bibliografische Daten sind im Internet über dnb.dnb.de abrufbar.

© 2020 Jörg Holländer

Herstellung und Verlag: BoD – Books on Demand, Norderstedt
ISBN 9783750460584

Abbildungsverzeichnis VI

Tabellenverzeichnis VII

Abkürzungsverzeichnis VIII

1   Einleitung 1

2   Checklisten und eigenverant-
     wortliches Handeln: Zwischen
     Selbstständigkeit und Taylorismus ... 3

2.1   Handlungskompetenz: Selbstständiges
       Arbeiten in der Schule und Beruf 5

2.2   Checklisten: Selbstständigkeit trifft auf
       Vorbestimmtheit 10

2.3   Fazit 15

3   Patientensicherheit im Notfall:
     Kompetenzanforderungen im Alltag
     und bei seltenen Ereignissen 16

3.1   Hochrisikoumfeld Akutmedizin und Human
       Factors 17

3.2   Fehler in der Notfallmedizin: Tragisches
       Ereignis oder Normalität? 22

3.3   Fehlerklassifikation: Von Patzern und
       Schnitzern 23

3.4 Stress: Rettungsdienst zwischen Langeweile und Überforderung 30

3.5 Fazit 31

4 Checklisten in der Notfallmedizin: Lebensrettendes Werkzeug oder Zeitverschwendung? 33

4.1 Checklisten als must have einer High Responsibility Organization (HRO): Forderungen der WHO und anderer Organisationen 36

4.2 Checklisten: Für jede Anwendung die richtige 40

4.3 Checklisten im Rettungsdienst und in der BFS: Anlassbezogene Anwendung 44

4.4 Fazit 45

5 Lernort Berufsfachschule: Methodenanalyse für den Unterricht 46

5.1 Emergency Reflex Action Drills (ERADS): Kein Drill ohne Checkliste 47

5.2 4-Step-Approach: Der korrekte Weg ist das Ziel 50

5.3 Simulation: Den Ernstfall ohne Hilfsmittel üben? 52

5.4 Fazit 56

6 Implementierung von Checklisten in Lehre und Praxis 56

6.1 Bisherige Benutzung von Checklisten im Unterricht 57

6.2 Beispiele für Checklisten im schulischen Umfeld 60

6.3 Implementierungsschritte 69

6.4 Checklisten im operativen Geschäft: Lernortkooperation neu gedacht 71

6.5 Kriterien zur Erstellung von Checklisten im Rettungsdienst 76

6.6 Fazit 80

7 Diskussion 83

8 Literaturverzeichnis 87

Abbildungsverzeichnis

Abbildung 1 Human Factors (Neumayr, Schinnerl, & Baubin, 2016, S. 17) 20

Abbildung 2 Schweizer-Käse-Modell nach Reason (2000, S. 769) modifiziert nach Lazarovici (2017, S. 127) 25

Abbildung 3 Klassifikation von Fehlern Eigene Darstellung 29

Abbildung 4 Medikamentenampel 1C schuleigene Darstellung 59

Abbildung 5 Checkliste Intramuskuläre Injektion Eigene Darstellung 62

Abbildung 6 Checkliste Geburtsbegleitung Eigene Darstellung 64

Abbildung 7 RSI-Schablone mit freundlicher Genehmigung (Rothkötter, Fischer, & Schmidt-Torner , 2019).. 66

Abbildung 8 RSI Medikamente mit freundlicher Genehmigung (Rothkötter, Fischer, & Schmidt-Torner , 2019) 67

Abbildung 9 RSI-Checkliste mit freundlicher Genehmigung (Rothkötter, Fischer, & Schmidt-Torner , 2019).. 68

Tabellenverzeichnis

Tabelle 1 Checklistenarten und Anwendungen: Eigene Darstellung (St.Pierre, Hofinger, & Buerschaper, 2014, S. 322), (Neumayr, Schinnerl, & Baubin, 2016, S. 96) 43

Tabelle 2 Kriterien zur Erstellung von Checklisten im Rettungsdienst eigene Darstellung angelehnt an Hales und Burian 78

Abkürzungsverzeichnis

ÄLRD	Ärztlicher Leiter Rettungsdienst
BFS	Berufsfachschule
BRK	Bayerisches Rotes Kreuz
CRM	Crew Resource Management
DBRD	Deutscher Berufsverband Rettungs dienst
DOPES	Dislokation, Obstruktion, Pneumothorax, Equipmentversagen, Stomach
EKG	Elektrokardiograph
ERADS	Emergency Reflex Action Drills
HRO	High Reliability Organization
KMK	Kultusministerkonferenz
NFS	Notfallsanitäterschüler*innen
NotSan	Notfallsanitäter
NotSan-APrV	Ausbildungs- und Prüfungsverordnung für Notfallsanitäterinnen und Notfallsanitäter
NotSanG	Notfallsanitätergesetz
PDCA	Plan – Do – Check – Act

RettAss	Rettungsassistent
RSI	Rapid Sequence Induction
RTW	Rettungswagen
SACAG	Stanford Anesthesia Cognitiv Aid Group
SOP	Standard Operating Procedure
WHO	Weltgesundheitsorganisation

1 Einleitung

Eine Checkliste zu schreiben ist nichts Besonderes, viele Menschen schreiben sich täglich Merkhilfen. Wir schreiben Einkaufslisten für den Gang zum Supermarkt, damit wir auch tatsächlich das kaufen, was wir benötigen. Wir können im Internet auf diverse Checklisten für jede Lebenslage zugreifen, sei es zum Thema Urlaub, Hauskauf oder Beerdigung. Checklisten sind im privaten Alltag völlig normal, denn durch sie gelingt es, an alle wichtigen Punkte zu denken, nichts zu vergessen und nicht ständig über dasselbe Thema grübeln zu müssen.

Wie ist es aber mit Checklisten im beruflichen Umfeld des Notfallsanitäters/der Notfallsanitäterin bestellt? Wenn uns Merkhilfen beim Einkaufen von Lebensmitteln unterstützen, nichts zu vergessen, können sie dies doch auch in einem Notfalleinsatz? Ist es sinnvoll oder gar nötig, dieses Hilfsmittel in die berufliche Bildung und in die Berufswelt zu übertragen?

Die aktuellen berufspolitischen Diskussionen um eine rechtssichere Freigabe von invasiven Maßnahmen für

Notfallsanitäter[1] werden oft von der Angst begleitet, dass in einer dreijährigen Berufsausbildung nicht genügend Handlungssicherheit vermittelt werden könne.

Es mangelt an Vertrauen in die Handlungskompetenzen der zukünftigen Fachkräfte am Notfallort. Mehr noch, den Berufsfachschullehrern wird die Fähigkeit abgesprochen, Handlungskompetenzen zu vermitteln und die Schüler auf ihre Aufgaben im Berufsleben vorzubereiten. Können Checklisten hier helfen? Wie kann die Berufsfachschule sicherstellen, dass der Aspekt der Patientensicherheit in der Kompetenzentwicklung der Berufsfachschüler auf allen Ebenen sichergestellt wird? Wie kann der Erwerb von Handlungskompetenz in der Ausbildung zum Notfallsanitäter mit standardisierten Arbeitstechniken in Form von Checklisten didaktisch gestaltet und organisiert werden?

---

[1] Hinweis zur geschlechtergerechten Sprache:
Die Gleichberechtigung von Frauen und Männern in allen Bereichen ist im Menschenbild des Autors fest verankert. Nach Möglichkeit werden geschlechtsneutrale Formulierungen verwendet. Wo sich dies nicht umsetzen lässt, wird aus Gründen der besseren Lesbarkeit das generische Maskulinum verwendet. Selbstverständlich sind dabei Frauen eingeschlossen.

Hierzu wird in diesem Band das Bildungsziel des eigenständigen Handelns betrachtet und in Verbindung mit der Problematik der sog. Human Factors gebracht. Der Begriff der Checkliste wird definiert und in die konkrete Anwendung auch im Methodenpool einer Berufsfachschule (BFS) eingeordnet, die Implementierung im schulischen Kontext beleuchtet und die Einbeziehung durch die Praxisanleiter begründet. Abschließend werden Aufbau und Design von Checklisten unter Einbeziehung der Anwenderanforderungen besprochen.

2 Checklisten und eigenverantwortliches Handeln: Zwischen Selbstständigkeit und Taylorismus

Checklisten sind technische Dokumente, die in elektronischer Form oder auf Papier vorgehalten werden. Sie sind im Voraus programmierte Handlungs- und Entscheidungsstrukturen in Form von Handlungsanweisungen. (Hofinger & Heimann , 2016, S. 111) Eine Checkliste ist somit ein vordefiniertes Werkzeug zur Strukturierung eines spezifischen Prozesses. Sie enthält Informationen und unterstützt Prozesse in Form von logisch aufeinander folgenden Schritten. (Hales, Terblanche, Fowle, & Sibbal, 2008, S. 22) Checklisten stellen ein Arbeitswerkzeug dar, das als Erinnerungshilfe eingesetzt wird oder auch, um Prozesse und Handlungen gleichbleibend zu strukturieren.

> „Wie im Flugzeugcockpit können Checklisten im Krankenhaus eingesetzt werden, um wichtige Dinge in Erinnerung zu rufen, Prozesse zu strukturieren und Aufgabenverteilungen zu regeln." (Bauer, 2010, S. 10)

Eine Checkliste ist eine Liste von konsistent angeordneten Elementen, die Aufgaben oder Verhaltensweisen und Informationen erhalten. Der Nutzer erkennt so das Vorhandensein oder Fehlen der einzelnen aufgelisteten Elemente. In der Regel wird jedes Element abgehakt oder mündlich bestätigt.

> „Generell bieten Checklisten eine Chance, medizinische Fehler, Vergessen wichtiger Details und andere Versäumnisse zu reduzieren. Dies gilt auch in prähospitalen Notfallsituationen, da auch hier stressbelastete Rahmenbedingungen Defizite von Erinnerungsvermögen, Vigilanz und kognitiven Funktionen triggern." (Neumayr, Schinnerl, & Baubin, 2016, S. 97)

Der Notfallsanitäter (NotSan) soll auf der einen Seite eine selbstständig agierende Fachkraft in der präklinischen Patientenversorgung sein. Er muss am Einsatzort unter hohem zeitlichen und emotionalen Druck arbeiten und hier eigenständig Entscheidungen treffen. Dabei muss er Erlerntes abrufen können und sich mit seinem Handeln zwingend an die Vorgaben der Leitlinien und Standard Operating Procedures (SOPs), die auf ihn Anwendung finden, halten. Allerdings hat er keine Therapiefreiheit, da diese ein wesentliches Element der ärztlichen Professionalität ist. Wie kann es gelingen, diese Gegensätze im beruflichen Alltag zu leben, in der Ausbildung zu vermitteln und zu trainieren? Können Checklisten hier einen Beitrag liefern?

2.1 Handlungskompetenz: Selbstständiges Arbeiten in der Schule und Beruf

Aufgrund der normativen Vorgaben (Notfallsanitätergesetz u. A.) ist es ein Ziel der Berufsfachschulen (BFS), durch die dreijährige Ausbildung zum Notfallsanitäter handlungskompetente Fachkräfte für den Arbeitsmarkt zu generieren. Die Handlungskompetenz als zentraler Mittelpunkt der Ausbildung wurde bereits bei der Ausbildung zum Rettungsassistenten (Rett-Ass) eingefordert. (Enke & Kuhnke, 2013, S. 41) Auch in der curricularen Arbeit in den Gesundheits- und Pflegeberufen wird die Entwicklung von Handlungskompetenz sowie die Persönlichkeitsentwicklung als übergeordnetes Element verstanden. (Prescher, et al., 2019, S. 6) Ebenso betonte die Kultusministerkonferenz (KMK) 2007, dass die Pädagogik an der Handlungsorientierung auszurichten sei:

> „Die Zielsetzung der Berufsausbildung erfordert es, den Unterricht an einer auf die Aufgaben der Berufsschule zugeschnittenen Pädagogik auszurichten, die Handlungsorientierung betont und junge Menschen zu selbstständigem Planen, Durchführen und Beurteilen von Arbeitsaufgaben im Rahmen ihrer Berufstätigkeit befähigt." (Kultusminister Konferenz, 2007, S. 12)

Die KMK definierte den Kompetenzbegriff 2018 wie folgt:

> „Zentrales Ziel von Berufsschule ist es, die Entwicklung umfassender Handlungskompetenz zu fördern. Handlungskompetenz wird verstanden als die Bereitschaft und Befähigung des

Einzelnen, sich in beruflichen, gesellschaftlichen und privaten Situationen sachgerecht durchdacht sowie individuell und sozial verantwortlich zu verhalten." (Kultusminister Konferenz, 2018, S. 32)

Die KMK subsumiert Fachkompetenz, Selbstkompetenz und Sozialkompetenz unter die Handlungskompetenz. Die Methodenkompetenz, kommunikative Kompetenz und die Lernkompetenz werden als immanenter Bestandteil von Fachkompetenz, Selbstkompetenz und Sozialkompetenz aufgeführt. Die berufliche Handlungskompetenz ist dabei der Leitgedanke bei der Gestaltung von Lehr- und Lernprozessen. (Paechter, 2012, S. 119) In Absatz 2 Notfallsanitätergesetz (NotSanG) wird gefordert, dass die Ausbildung fachliche, personale, soziale und methodische Kompetenzen vermittelt. Diese sollen die eigenverantwortliche Durchführung und teamorientierte Mitwirkung in der notfallmedizinischen Versorgung und dem Transport von Patienten ermöglichen. Im NotSanG werden zum großen Teil Zielsetzungen dem Kompetenzbereich der Selbstständigkeit zugeordnet. (Hahnen & Karutz, 2018, S. 250) Die Ausbildungsziele im

NotSanG zielen sehr ausgeprägt auf die Eigenständigkeit des NotSans ab.

Der Lehr-Lernprozess ist dazu situations- und prozessorientiert anzulegen. So führt Schelten (2004, S 178) an:

> „Konstruktivisten gehen davon aus, dass Wissenserwerb in einem vom Lernenden aktiv-aufbauenden Prozess erfolgt. Lerngegenstände müssen dazu in einem konkreten Situationsbezug stehen. Entlang der Situation entwickelt der Lernende sein Wissen selbst und passt es in seine individuellen Wissensstruktur ein."

Das selbstständige Planen, Durchführen und Beurteilen von Arbeitsaufgaben ist im Kontext eines Notfalleinsatzes verschiedenen Paradigmen unterworfen. Ein Notfallsanitäter, der einen Notfalleinsatz abarbeitet, hat verschiedene Richtlinien und Handlungs-empfehlungen, die es zu beachten gilt. Einen Rettungsdiensteinsatz ad hoc auf der Anfahrt zum Notfallort unter Sondersignal zu planen ist in Gänze nicht möglich. Ein prozessoptimiertes Vorgehen muss daher vorher detailliert festgelegt werden, so dass es auf der

Anfahrt bei Bedarf nur noch stichpunktartig vom Einsatzteam wiederholt werden muss.

Die Durchführung eins Notfalleinsatzes wird oft von multiplen Faktoren beeinflusst. (Neumayr, Schinnerl, & Baubin, 2016, S. 40) So besteht zum Beispiel keine Handlungsroutine bei schwerwiegenden und/oder seltenen Notfällen, die ad-hoc-Teams besitzen keine gemeinsamen Routinen, es kommen erschwerende Rahmenbedingungen hinzu wie Dunkelheit, Regen, Lärm und emotionale Belastungen. Komplexe Situationen mit vielen Verletzten und/oder dynamischen Verläufen des Krankheits- und Verletzungsbildes sowie das Arbeiten unter hohem Zeitdruck mit gleichzeitig begrenzten Ressourcen an Material und Personen sind weitere Einflussfaktoren. Zusätzlich sind nicht-technische Fähigkeiten, wie z.B. Aufgabenmanagement, Teamarbeit, Führung etc. notwendig.

Die Qualität der Handlungskompetenz ist nach dem Einsatz für Rettungsdienstmitarbeiter oft nur aufgrund von vorher festgelegten Handlungsabläufen feststellbar, da eine direkte Rückmeldung über das Outcome des Patienten in der Regel infolge verschiedener Umstände (z.B. Datenschutzbestimmungen) nicht möglich ist. Sind keine validen Hilfsmittel vorhanden, kann die Kompetenz des Fachpersonals nur durch Beobachtungen im Team selbst erfolgen, etwa im Rahmen einer strukturierten Einsatznachbesprechung, wie z.B. der After Action Review.

2.2 Checklisten: Selbstständigkeit trifft auf Vorbestimmtheit

Der Notfallsanitäterschüler (NFS) soll zu einer selbstständig agierenden und eigenständig denkenden Fachkraft im Rettungsdienst ausgebildet werden. Die Grundfähigkeit, sich auf neue Situationen einzustellen, ist mindestens genauso wichtig wie das Vermitteln von Fachwissen. (Falk & Kerres, 2003, S. 28) Eine Checkliste ist ein vorgedachter und optimierter Arbeitsprozess, der mehr oder weniger kleinteilig Arbeitsschritte vorgibt. Karutz (2018, S. 223) gibt zu bedenken:

> „Das bloße Auswendigkeiten und Anwenden von Checklisten und Algorithmen, auf das die Ausbildung und Praxis von Notfallsanitäterinnen und Notfallsanitätern mitunter reduziert werden soll hat mit einer zeitgemäßen,

gestaltungsorientierten beruflichen Bildung jedenfalls wenig zu tun."

Damit reagiert er auf Forderungen und Ansichten von Ärzten, die der Professionalisierung des Berufsbildes und der damit verbundenen Professionalisierung der Berufsfachschulen und deren Lehrer kritisch gegenüberstehen. Schoolmann (2017, S. 264) schreibt in einem Leserbrief:

„Also unterrichten im übertragenen Sinne Fahrlehrer, die selbst keinen Führerschein haben und auch nicht regelmäßig fahren, das Fahren mit Gefahrgut – theoretisch und praktisch. Verstehen Sie mich nicht falsch, sie müssen und sollen auch keine Ärzte sein, das wäre weder erforderlich noch umsetzbar, sie sollen sich aber auch nicht anmaßen, sie hätten die gleiche Kompetenz. Sie sollen Grundlagen vermitteln und die Umsetzung von Algorithmen ausbilden – mehr nicht."

Damit stellt sich die Frage, ob Checklisten und die dadurch erfolgte Festlegung der Arbeitsschritte ein selbständiges Denken und Handeln zulassen oder lediglich der Forderung nach stupidem und geistlosem

Befolgen von Leitlinien in Notfallsituationen Rechnung tragen.

Generell bieten Checklisten Arbeitsprozessorientierung: Qualitätssicherung durch Checklisten In der dreijährigen Ausbildung eignet sich der Schüler eine hohe Bandbreite an Arbeitstechniken an. Die einzelnen Arbeitstechniken müssen später im Kontext von Leitlinien zum richtigen Zeitpunkt, in der passenden Situation und unter Stress reproduzierbar sein. Eine rein wissensbezogene Vermittlung als Bewusstseinsbildung führt nicht zum Ausbilden von Handlungskompetenz. (Bauer, et al., 2009, S. 31) Das Einüben von Handlungsabläufen geschieht durch die tatsächliche Handlung. Handeln darf dabei nicht als eine unreflektierte Tätigkeit aufgefasst werden, sondern schließt den Aspekt der Bewusstheit, der Planbarkeit, der Begründbarkeit und damit der Verantwortung mit ein. (Meyer, 2002, S. 8) Dies kann durch verschiedene Methoden in den Unterricht inkludiert werden wie in Kapitel 6 dargestellt wird.

Um den Schülern die Möglichkeit zu geben, komplexe Unterrichtsinhalte auf die Kernaussagen zu reduzieren, sind Kann-Listen ein probates Mittel. Sie helfen dem Schüler, sich selbst zu überprüfen und sich auf das Examen vorzubereiten. Diese Kann-Listen beinhalten sowohl theoretisches Wissen wie auch praktische Handlungen. Damit der Schüler Klarheit über die zu erlernende praktische Tätigkeit erlangt, kann er auf Arbeitsanleitungen (Checklisten) zurückgreifen, die es ihm ermöglichen, Schritt für Schritt die Tätigkeit zu erlernen. Dies gilt für einfache Arbeitstechniken wie das Anlegen eines Tourniquets genauso wie für eine komplexe Abfolge verschiedener Handlungen und Entscheidungen, wie z.B. bei der beginnenden Geburt.

Das einmalige Einüben eines Handlungsablaufes im Unterricht reicht nicht aus, um eine Routinebildung zu gewährleisten. Die Schüler müssen selbstständig (Kollewe, Sennekamp, & Ochsendorf, 2018, S. 14), sowohl in der Schule als auch auf ihrer Lehrrettungswache üben und dieses Üben reflektieren. Müller, König und Prescher (2019, S. 4) fordern die Prozessorientierung der Berufsfachschulen für Notfallsanitäter:

„Die Orientierung an betrieblichen Arbeits- und Geschäftsprozessen soll in der prozessorientierten Berufsausbildung die traditionelle Ausrichtung der statischen Ausbildungsordnungen ergänzen."

Im hierfür konzipierten Planungstool zur Erstellung von Lernaufgaben werden Checklisten als Gestaltungsprodukt im Unterricht mit der Aufgabe der Qualitäts- oder Vollständigkeitskontrolle angewendet. Eine Checkliste definiert einen Qualitätsstandard, anhand dessen Schüler im Unterrichtsbezug, aber auch in Phasen des selbstgesteuerten Lernens, dessen Kontext um den Lernort Lehrrettungswache erweitert werden muss, sich selbst überprüfen und verbessern können. Die Checkliste wird als Tool zur Qualitätssicherung eingesetzt.

> „Etwas „selbstständig" oder „selbstgesteuert" zu lernen gilt demnach per se als besser und positiver als dies „fremdgesteuert" zu tun, wobei allerdings zu bedenken ist, dass dabei immer auch die Qualität der Lehr- Lernprozesse zu gewährleisten ist, die sich weniger durch das ausführende Subjekt, als mehr an den Inhalten und Zielsetzungen bemessen lässt."
> (Lang & Pätzold, 2006, S. 9)

Durch Checklisten werden als Nebeneffekt die Lehraussagen der verschiedenen Akteure an einer Berufsfachschule harmonisiert, da ein Expertenstandard im Konsens gebildet und verschriftlicht wird.

2.3 Fazit

Im Mittelpunkt der dreijährigen Ausbildung zum Not-San steht die Entwicklung einer umfassenden Handlungskompetenz. Da die Notfallrettung hochdynamische Prozesse beinhaltet und von vielen Rahmenbedingungen erschwert wird, sind Routinen, das heißt optimierte und unter allen Umständen abrufbare Handlungsmuster, überlebenswichtig. Mit Hilfe von Checklisten ist es möglich, den Schülern in der Ausbildung Maßnahmen auf einem hohen Standard transparent zu vermitteln und diese abzuprüfen. Den NFS ermöglicht die Checkliste selbstständiges reflektiertes Üben in der BFS und auf der Lehrrettungswache. Die Lehraussagen einer BFS werden durch Checklisten harmonisiert und überprüfbar gemacht. Das Festlegen eines Expertenstandards auf der Grundlage der aktuellen Leitlinien emanzipiert die Berufsfachschullehrer von der ärztlichen Deutungshoheit.

3 Patientensicherheit im Notfall: Kompetenzanforderungen im Alltag und bei seltenen Ereignissen.

Die Patientensicherheit steht im Fokus der notfallmedizinischen Versorgung. Die Patientensicherheit wird traditionell definiert durch die Abwesenheit von unerwünschten Ereignissen in medizinischen Behandlungsprozessen. (Koppenberg, 2012, S. 335) Die aktuelle Definition des Aktionsbündnisses Patientensicherheit greift weiter.

> „Patientensicherheit ist das aus der Perspektive der Patienten bestimmte Maß, in dem handelnde Personen, Berufsgruppen, Teams, Organisationen, Verbände und das Gesundheitssystem 1. einen Zustand aufweisen, in dem unerwünschte Ereignisse selten auftreten, Sicherheitsverhalten gefördert wird und Risiken beherrscht werden, 2. über die Eigenschaft verfügen, Sicherheit als erstrebenswertes Ziel zu erkennen und realistische Optionen zur Verbesserung umzusetzen und 3. in der Lage sind, ihre Innovationskompetenz in den Dienst der

Verwirklichung von Sicherheit zu stellen."
(Schrappe, 2018, S. 11)

Das sichere Handeln in der Akutmedizin ist fest mit den Begriffen Riskmanagement (Neumayr, Schinnerl, & Baubin, 2016, S. 5) und den Human Factors (St.Pierre, Hofinger, & Buerschaper, 2014, S. 6) verknüpft. Dieses Kapitel klärt Zusammenhänge zwischen dem Arbeitsfeld des Rettungsdienstes und möglichen Fehlerquellen. Der Begriff der Checklisten wird näher beleuchtet und in einen Zusammenhang mit dem Crew Resource Management (CRM) gebracht.

3.1 Hochrisikoumfeld Akutmedizin und Human Factors

Die Arbeitsbedingungen in der präklinischen Akutmedizin sind durch komplexe Zusammenhänge geprägt. Notfälle unterliegen oft einer hohen Eigendynamik, viele Faktoren aus unterschiedlichen Bereichen beeinflussen das Geschehen. Die Fachkräfte im Rettungsdienst müssen oft rasche Entscheidungen treffen, ohne alle zur Bewertung nötigen Details einer Situation im Einzelnen zu kennen. Die eingesetzten

Medikamente oder Arbeitstechniken können zu zeit-verzögerten Reaktionen beim Patienten führen und den gesamten Verlauf der Behandlung und späteren Rehabilitation beeinflussen. Andere Rahmenbedingungen wie Wetterbedingungen, Dunkelheit und Gefahrenlagen sind zusätzlich zu bewältigende Einflüsse. Notfallsanitäter arbeiten in sogenannten ad-hoc-Teams oder auch Action Teams, die sich ständig neu bilden.

Diese Teams bestehen aus teilweise täglich wechselnden Kollegen unterschiedlicher Qualifikation und Konstitution. Vor Ort treffen diese wiederum auf unbekannte Notarztteams, Polizisten, Feuerwehrangehörige und andere am Notfallgeschehen beteiligte Personen. Die Leistungskurve bewegt sich zwischen Unterforderung und Überforderung. Stressoren wie Schlafmangel, Hunger und Lärm fordern ein hohes Maß an Resilienz. Aufgrund dieser erhöhten Anforderungen sowie der erhöhten Gefahrenlage wird das Arbeitsumfeld der Notfallrettung ebenso wie das der Aviatik, die Arbeit auf Ölplattformen oder in OP-Sälen als ein Hochrisikobereich in der Arbeitswelt angesehen. (Gausemann, Henninger, & Koppenberg, 2015, S.

278) Hagemann (2011, S. 25-27) vergleicht das Ergebnis der Arbeit von klassischen Teams mit dem von High Responsibility Teams und kommt zum Ergebnis, dass es sich immer dann um High Responsibility Teams handelt, wenn Teams eine hohe Verantwortung für das Leben und die Gesundheit von Menschen tragen.

In anderen Hochrisikobereichen sowie der Medizin wird die den Human Factors zuzuschreibende Fehlerquote mit 70-80 % angegeben. (Koppenberg, Bucher, Gausmann, & Henninger, 2014, S. 1) Dieser Prozentsatz an menschlichen Fehlern ist mithin auch in der Notfallrettung anzunehmen. Human Factors werden wie folgt definiert:

> „Die menschlichen Faktoren (Human Factors) sind alle physischen, psychischen und sozialen Charakteristika des Menschen, insofern sie das Handeln in und mit soziotechnischen Systemen beeinflussen oder von diesen beeinflusst werden. Dabei geht es um Individuen, Gruppen und Organisationen." (Badke-Schaub, Hofinger, & Lauche, 2012, S. 4)

Die Tätigkeit im Rettungsdienst ist von Natur aus eine zu Fehlern neigende Tätigkeit. Die Fülle an Wissen aus unterschiedlichen Fachdisziplinen, das in jedem Notfall abrufbar sein muss, ist sind schon für sich betrachtet eine Herausforderung und nur mit einer soliden Ausbildung zu meistern. Auch die Umstände, in denen dieses Wissen abgerufen und praktisch umgesetzt werden muss, setzen eine ständige Tätigkeit in der Notfallrettung voraus. Für einen möglichst reibungslosen Ablauf eines Notfalleinsatzes sind Kenntnisse im Bereich der Human Factors und ein in allen Bereichen gelebtes CRM eine zwingende Voraussetzung. (Neumayr, Schinnerl, & Baubin, 2016, S. 18)

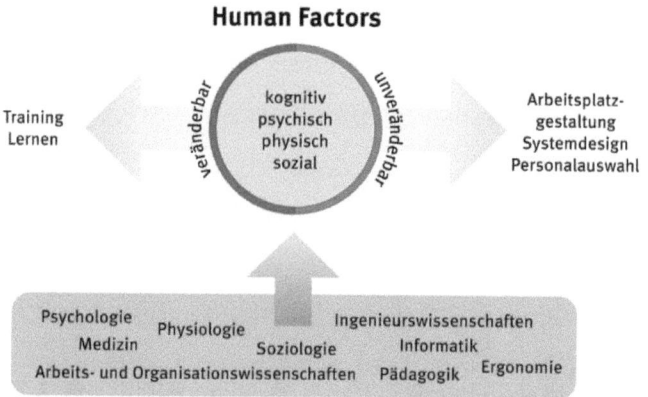

Abbildung 1 Human Factors (Neumayr, Schinnerl, & Baubin, 2016, S. 17)

In Abbildung 1 wird verdeutlicht, dass die menschlichen Faktoren (Human Factors) aus einer Vielzahl von einzelnen Elementen bestehen und von vielen äußeren Einflüssen abhängig sind. Die Human Factors Forschung wird von verschiedenen Grundlagendisziplinen getragen und ist stark anwendungsorientiert. (St.Pierre & Breuer, Simulation in der Medizin, 2018, S. 179) Der Mensch, die Technik sowie die Organisation stehen im Zentrum der Beobachtung. Das Individuum wird unter den Aspekten physische, kognitive und soziale Eigenschaften auf Faktoren untersucht, die positive oder negative Auswirkungen auf die jeweilige Tätigkeit nach sich ziehen. So geht es z.B. um die Wahrnehmung des Einzelnen, Stressbelastung und Kognition, Aufmerksamkeit und anderen Einflussgrößen. In einer Gruppe wird der Kommunikation eine tragende Rolle zugesprochen, genauso wie der Befolgung der standardisierten Handlungsanweisungen, dem sozialen Gefüge und der Rollenverteilung innerhalb der Gruppe. Der Einfluss der Organisation auf die Arbeitsweisen ist ebenfalls ein wichtiger Aspekt, etwa die Frage, wie in einer Firma mit Fehlern umgegangen wird oder welche Maßnahmen zum Schutz des Arbeitnehmers ergriffen werden. Auch die Technik und deren Ergonomie sind Gegenstand der Untersuchungen. (Badke-Schaub, Hofinger, & Lauche, 2012, S. 9)

3.2 Fehler in der Notfallmedizin: Tragisches Ereignis oder Normalität?

In der stationären Patientenversorgung werden jedes Jahr 490000 Patienten durch Behandlungsfehler geschädigt. Im Jahr 2014 starben mindestens 19.000 Patienten an den Folgen von Behandlungsfehlern im Krankenhaus. (St.Pierre, Hofinger, & Buerschaper, 2014, S. 6) Im Vergleich hierzu starben auf bundesdeutschen Straßen im Jahr 2015 3459 Menschen. (Bundesamt, Statistisches, 2019) Wie viele Fehler in der Notfallmedizin jeden Tag zu Patientenbeeinträchtigungen führen, lässt sich nicht klären, da keine validen Zahlen aus der Notfallrettung vorliegen. Sicher wiederum ist, dass 70 – 80% der Zwischenfälle in der Medizin auf Human Factors zurückzuführen sind. (St.Pierre & Breuer, 2018, S. 178)

3.3 Fehlerklassifikation: Von Patzern und Schnitzern

Es gibt keine einheitliche Definition von Fehlern. Je nach Blickwinkel und fachlichem Hintergrund werden verschiedene Definitionen propagiert. Die Definition, die für das Umfeld der präklinischen Versorgung von Notfallpatienten besonders geeignet scheint, ist folgende.

> „Fehler sind eine Abweichung von einem als richtig angesehenen Verhalten oder von einem gewünschten Handlungsziel, das der Handelnde eigentlich hätte ausführen bzw. erreichen können". (Badke-Schaub, Hofinger, & Lauche, 2012, S. 40)

Um die Entstehung von Fehler zu verstehen und damit die Grundlage zu schaffen, um Abwehr- und/ oder Erkennungsmechanismen zu etablieren, ist es wichtig, nicht nur die unterschiedlichen Fehlertypen zu betrachten, sondern auch die vorausgegangenen Barrieren oder auch Lücken, die nötig sind, um eine unsichere Handlung zu einem aktiven Fehler werden zu lassen.

Reason (1994, S. 256) beschreibt vier Ebenen, die einen Zwischenfall verhindern oder begünstigen können. Er tut dies ausgehend von der Annahme, dass Zwischenfälle am Ende von einer Person ausgelöst wurden, aber schon viel früher latent vorhanden waren. Die sogenannten Fenster, durch die ein latenter Fehler hindurch muss, um einen Unfall auszulösen, sind latente Fehler auf Ebene des Managements, psychologische Vorläufer und die unsichere Handlung sowie auch sicherheitsgefährdende Handlungen. Aus der Sicht des Arbeitsschutzes erweitert Lazarovici (2017, S. 126), wie in Abbildung 2 dargestellt, die Fenster um die Arbeitsplatzorganisation.

> „Die Entstehung von Unfällen und Zwischenfällen lässt sich aus dem Zusammenspiel von aktiven und latenten Fehlern erklären. Dieses Zusammenspiel von vielen Faktoren ist als »Fehlerkette« bekannt: In dieser Kette machen viele latente Fehler erst das Wirksamwerden eines aktiven Fehlers möglich." (St.Pierre, Hofinger, & Buerschaper, 2014, S. 59)

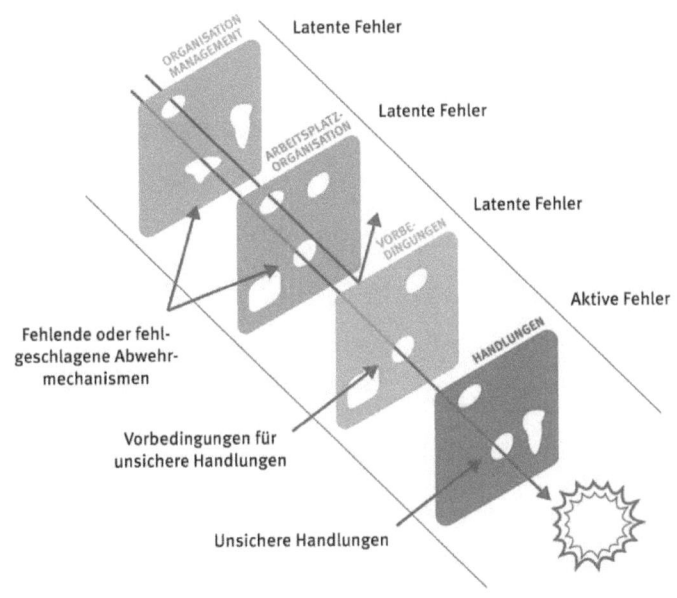

Abbildung 2 Schweizer-Käse-Modell nach Reason (2000, S. 769) modifiziert nach Lazarovici (2017, S. 127)

Grundsätzlich stellt die Fehlerforschung zwei Arten von fehlerhaften Handlungen einander gegenüber, nämlich die unbeabsichtigten versus die beabsichtigten. Unbeabsichtigt meint hierbei Handlungen, die so nicht geplant waren, wie etwa das Vergessen. Beabsichtigte fehlerhafte Handlungen sind solche, die durchaus mit dem ursprünglichen Plan übereinstimmen, aber falsch sind und z.B. durch eine falsche Einschätzung oder Nichtwissen hervorgerufen werden. Auch vorsätzliche Verstöße, die einen bewussten und absichtlichen Fehler darstellen, sind eine Untergruppe dieser Kategorie.

Es gibt verschiedene Ausführungsebenen für Fehler und diesen Ebenen zugeordnete Fehlertypen. Als Ausführungsebenen beschreibt Reason (1994, S. 81 - 130) die fertigkeitsbasierte Ebene, die regelbasierte Ebene und die wissensbasierte Ebene. Patzer (im Original slip) und Schnitzer (im Original lapse) sind fertigkeitsbasierte Fehler, die auf der Ausführungsebene stattfinden. Bei dieser Art von Fehlern wird etwas in der Ausführung der Handlung falsch gemacht. Patzer und Schnitzer unterscheiden sich durch die Bedingung des Auftretens. Während Patzer durch Aufmerksamkeitsdefizite verursacht worden sind, sind Gedächtnisfehler für Schnitzer verantwortlich. Patzer und Schnitzer finden oft in routinisierten oder auch automatisierten Tätigkeiten in vertrauten Situationen statt. (Gausemann, Henninger, & Koppenberg, 2015, S. 133) (Koppenberg, 2012, S. 337)

Lazarovici zählt den technischen Fehler als dritten fertigkeitsbasierten Fehler. Als technische Fehler werden Mängel in der Ausführung spezieller Arbeitstechniken, wie z.B. dem Laryngoskopieren angesehen.

Fehler bei der Etablierung von Problemlösungen und in der Teamarbeit werden von St.Pierre (2014, S. 50) in der Akutmedizin zusätzlich zu den von Reason aufgeführten unsicheren Handlungen gewürdigt. In Abbildung 3 wurden Fehler bei der Etablierung von Problemlösungen den Wahrnehmungsfehlern zugerechnet.

Wissensbasierte Fehler und regelbasierte Fehler sind Planungsfehler; bei dieser Art von Fehlern wird etwas falsch gemacht. (St.Pierre, Hofinger, & Buerschaper, 2014, S. 50) Bei regelbasierten Fehlern kommt es nach Reason (1994, S. 98 - 120) zu einer falschen oder Nicht-Anwendung einer „guten Regel" oder zur Anwendung einer „falschen Regel". Eine „gute Regel" falsch anwenden meint, eine Regel anzuwenden, die im Prinzip richtig ist, aber im konkreten Fall durch Begleitumstände nicht zur Anwendung kommen sollte Eine „falsche Regel" zur Anwendung bringen meint, dass eine Regel der vorliegenden Situation nicht gerecht wird. Wird eine „gute Regel" nicht angewendet, beruht dies auf ungenügender Vertrautheit mit der Regel oder aber man kann sich in der Situation nicht rechtzeitig an diese erinnern.

27

Die zweite Gruppe der Planungsfehler sind die wissensbasierten Fehler, die entweder von fehlender Rationalität oder unvollständigem Problemraumwissen rühren. Die Planungsfehler werden von Lazarovici (2017, S. 130) als Entscheidungsfehler und Wahrnehmungsfehler bezeichnet. Während Ausführungsfehler meist unabsichtlich unterlaufen, können regelbasierte Fehler auch absichtlich herbeigeführt werden. Diese absichtlichen Übertretungen werden in regelhafte/routinemäßige Übertretungen, situationsbedingte Übertretungen und Übertretungen mit Ausnahmecharakter unterteilt. (Lazarovici, Trentzsch, & Prückner, 2017, S. 131) Gausmann (2015, S. 133) unterteilt die Übertretungen in Routineverstöße, Optimierungsverstöße, Situationsverstöße und Sabotage.

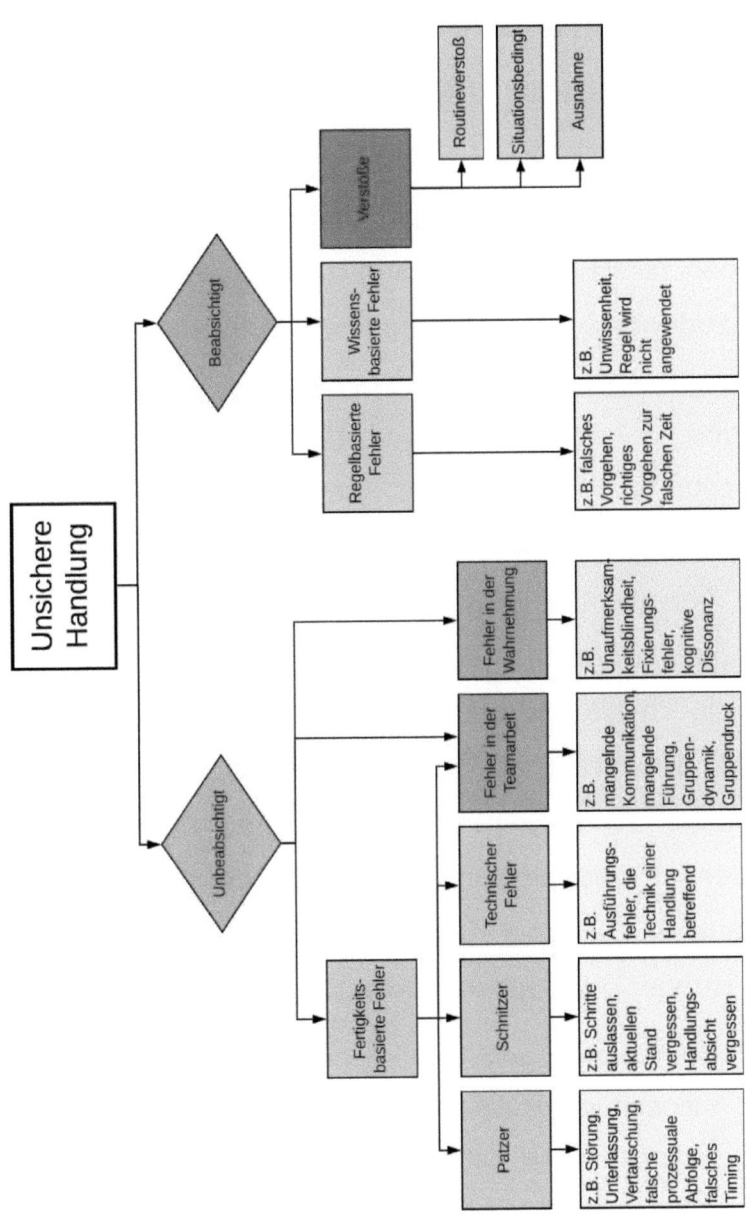

Abbildung 3 Klassifikation von Fehlern Eigene Darstellung

3.4 Stress: Rettungsdienst zwischen Langeweile und Überforderung

Sobald eine Situation nicht mehr mit bekannten Regeln abgearbeitet werden kann, müssen geistige Ressourcen zum Einsatz kommen, um sich zu erinnern, nachzudenken oder Transferleistungen zu generieren. Das menschliche Betriebssystem hat nur eine bestimmte bzw. begrenzte Kapazität. Die Größe dieser Kapazität ist individuell und abhängig von Faktoren wie Ausbildungsstand, Persönlichkeit, Vorerfahrungen, Sozialisation usw.. Neben den menschlichen Grundbedürfnissen in Abhängigkeit ihrer Befriedigung sind die Physis und der Zustand der Psyche begrenzende Faktoren für unsere geistige Kapazität. (Dänecke, 2002, S. 8) Das Kapazitätenmodell nach Richter ist eine Möglichkeit zur Klärung der eingeschränkten geistigen Kapazität unter Stress, Krankheit, Hunger oder anderer Belastungen.

> „Der Verlust kognitiver Ressourcen unter hoher Anspannung ist vielleicht eine der größten Herausforderungen, denen wir uns gerade in kritischen Situationen stellen müssen." (Marx & Lange, 2019, S. 71)

Stress kann die menschliche Leistungsfähigkeit zwar einerseits ermöglichen bzw. erhöhen, ist ein bestimmtes individuelles Stresslevel jedoch überschritten, so wirkt sich der Stress nach dem Yerkes-Dodson-Gesetz negativ auf die Leistungsfähigkeit aus. Stress hat negative Auswirkungen auf unser Urteilsvermögen, das Gedächtnis und die Aufmerksamkeit. (Lazarovici, Trentzsch, & Prückner, 2017, S. 132)

Andererseits ist es aber auch in einer Situation der Unterforderung für eine Person kaum möglich maximale Leistung zu zeigen, da zu wenig Stresshormone vorhanden sind. Die Bereiche zwischen Unterforderung, dem Idealbereich und der Überforderung sind wiederum personenabhängig und verändern sich dynamisch mit den die Person begleitenden Faktoren wie zum Beispiel der Erfahrung. (Marx, Richter, Segelhorst, & Pagenberg, 2013, S. 6)

3.5 Fazit

Bei den in der Notfallrettung beteiligten Teams handelt es sich um High Responsibility Teams. Da in Hochrisikobereichen sowie in der Medizin den Human Factors eine Fehlerquote von 70-80 % zugeschrieben wird, ist es dringend notwendig, bereits in der Ausbildung ein besonderes Augenmerk auf diese Faktoren zu lenken. Die Diversität der in der Notfallrettung vorkommenden medizinischen Probleme erfordert eine enorme Fülle an Wissen der unterschiedlichen Fachdisziplinen. Dieses Wissen beansprucht einen großen kognitiven Speicher, weil es nicht ständig abgerufen wird. Fehler entstehen durch unsichere Handlung als auch durch sicherheitsgefährdende Handlungen. Diese sind sowohl in Routinehandlungen, als auch in unsicheren Handlungen zu finden. Die verschiedenen Fehlertypen sind oft latente Fehler, die erst durch fehlende Sicherheitsbarrieren in einer Fehlerkette zu aktiven Fehlern und damit zu potenziellen Patientenschädigungen werden. Viele Fehler haben ihren Ursprung in der Anpassung der Informationsverarbeitungsprozesse an begrenzte kognitive Ressourcen. Unter Stress kommt es zur Einschränkung des bewussten Denkens. Diese Tendenz zur Komplexitätsreduktion hat zur Folge, dass Menschen im Denken und Handeln auf Bekanntes zurückgreifen und nicht nach neuen Lösungen streben. „We cannot change the human condition, but we can change the conditions under which humans work." (Reason, 2000, S.

768) Wenn uns bewusst ist, dass es unter hoher An-
spannung bei Menschen zu einer Reduktion bzw. dem
Verlust der kognitiven Leistungsfähigkeit kommt und
dies eine normale Reaktion unseres Betriebssystems
darstellt, dann müssen wir mit Hilfsmitteln wie Checklisten und Cognitive Aids und dem Anpassen unserer
Vorgehensweisen darauf Rücksicht nehmen.

4 Checklisten in der Notfallmedizin: Lebensrettendes Werkzeug oder Zeitverschwendung?

Mit der Einführung des Qualitätsmanagementsystems
DIN EN ISO 9000 im Rettungsdienst durch den Mal-
teser Hilfsdienst 1999 haben Checklisten in die Not-
fallversorgung Einzug gehalten. (Flake, Runggaldier,
Karutz, & Luxem, 2016, S. 1157) Durch das in die Ver-
fahrensanweisungen aufgenommenen, standardisierten Vorgehen nach Checkliste wurden bald viele Tätigkeiten durch die Abarbeitung von Listen dominiert.
Dies traf zumindest für Routinearbeiten, wie z.B. das
Einarbeiten neuer Mitarbeiter, den Fahrzeugcheck o-
der den Funktionscheck vor Inbetriebnahme eines
Elektrokardiographen (EKG) zu.

Durch den Wandel des Rettungsdienstes in Deutschland zu einem professionellen Dienstleister auf dem Gesundheitssektor steigen auch die Ansprüche an dessen Arbeitsergebnisse. Der Notfallsanitäter arbeitet nach vorgegebenen SOPs. Dies sind detaillierte, meist graphisch aufgearbeitete Zusammenfassungen von Handlungsschritten bestimmter Krankheitsbilder oder Verletzungsmuster. Dadurch werden Handlungsabläufe vereinheitlicht, nachvollziehbar und sie verbessern den Outcome des Patienten. (Waeschele, Bauer, & Schmidt, 2015, S. 699) Die Musteralgorithmen des Deutschen Berufsverbandes Rettungsdienst (DBRD) sind ein gelungenes Beispiel für den Einsatz von SOPs in der Präklinik. (DBRD, 2020)

Die Anwendung von Checklisten in der medizinischen Versorgung von Notfallpatienten ist im bodengebundenen Rettungsdienst in Deutschland noch immer eine Seltenheit und dies, obwohl die Reduktion von Fehlern durch viele Studien zweifelsfrei nachgewiesen wurde. (Kerner, Schmidbauer, Tiez, Marung, & Genzwuerker, 2015) (Merkle et al, 2014, S. 75) Auch Degani und Wiener (1993, S. 345) hielten ihre

Ergebnisse aus der Luftfahrt durchaus auch auf andere Hochrisikobranchen übertragbar:

> „Although the focus of this paper is on the air transport industry, most of the principles discussed apply equally well to other high-risk industries, such as maritime transportation, power production, weapons systems, space flight, and medical care."

Checklisten stehen in der Hierarchie auf der untersten Ebene, der Ausführungsebene. Im Rettungsdienst bilden Leitlinien den Rahmen der Versorgung. Um mit Leitlinien arbeiten zu können, werden diese in SOPs gefasst und damit operabel gemacht. Checklisten geben keine komplexen SOPs wieder, sondern visualisieren Teilaspekte einer SOP zur kognitiven Unterstützung. Diese scharfe Trennung wird nicht immer eingehalten. Denn auch eine SOP kann für mache Anwender eine Checkliste darstellen.

4.1 Checklisten als must have einer High Responsibility Organization (HRO): Forderungen der WHO und anderer Organisationen

Nachdem im Jahr 2008 die WHO eine Checkliste für mehr Sicherheit in der Chirurgie mit insgesamt 19 Prüffragen in 8 Krankenhäusern wissenschaftlich begleitet und weltweit eingeführt hatte, veröffentlichte 2009 das New England Journal of Medicine die erhobenen Daten. (Gawande, 2013, S. 190) An 7.700 Patienten hatte die Harvard University die Dichte der Komplikationen untersucht, die Hälfte wurde vor Einführung, die zweite Hälfte nach Einführung einer Checkliste. Die Komplikationsrate sank von 11% auf 7 % und damit um 36%, die Todesrate verminderte sich von 1,5 auf 0,8 % um 40%. (Haynes, et al., 2009) Die Ergebnisse der Studie waren viel eindeutiger als erwartet und fanden weltweit große Beachtung. Die Verbesserung der Leistung der im OP arbeitenden Teams konnte nicht nur mit dem simplen Befolgen einer Checkliste erklärt werden. Vielmehr wurde eine bereits im Jahr 2005 erfolgte Studie über eine erfolgreiche Teamkommunikation bestätigt und das sogenannte Aktivierungsphänomen durch eine kurze Vorstellungsrunde als äußerst wichtiger Punkt auf der Checkliste erkannt. (Lingard, et al., 2005) Dies ermöglichte den Teammitgliedern, sich aufgenommen zu fühlen und bestärkte sie in ihrer Wahrnehmung, ein Teil des Teams zu sein und mit Verantwortung für den Patienten zu tragen.

> „We have shown that the team checklist is a feasible method of getting OR teams to talk systematically about key procedural issues before a surgical case. It is efficient and can have a positive impact on information exchange, problem solving, and a sense of team cohesion." (Lingard, et al., 2005, S. 346)

Im Rettungsdienst wie auch im Operationssaal kommen oft ad-hoc-Teams zusammen. Eine kurze Vorstellung wirkt sich also positiv auf die Teamarbeit aus. Dies wurde auch im ISBAR-Schema aufgenommen. Das ISBAR-Konzept,

- Introduction (Vorstellung, Patientenname, Alter),
- Situation (Grund der Alarmierung, Leitsymptom),

- **B**ackground (Vorerkrankungen, Allergie, Medikamentenplan),

- **A**ssessment (ABCDE, hausärztliche und/oder prähospitale Therapie),

- **R**ecommendation (Einschätzung des prähospitalen Teams),

ist ein einfach anzuwendendes Kommunikationskonzept, das bei konsequenter Verwendung mit einer verbesserten Qualität der Übergabe assoziiert ist. (Hilbig, Gries, Hartwig, & Bernhard, 2015, S. 230) Die Einführung von Checklisten in der medizinischen Ausbildung wird ebenfalls seit 2011 von der WHO eingefordert. Seit 2018 ist eine deutschsprachige Ausgabe des WHO Patient Safety Curriculum Guide: Multi-professional Edition unter dem Namen „Mustercurriculum Patientensicherheit: Multiprofessionelle Ausgabe" erschienen. (Weltgesundheitsorganisation, 2018) Selbstverständlich ist es nicht statthaft, die Studienergebnisse und deren Folgen von (Haynes, et al., 2009, S. 493) auf die präklinische Notfallrettung zu übertragen, dennoch weisen beide Arbeitsbereiche Gemeinsamkeiten auf. Zudem arbeiten in beiden Umgebungen High Responsibility Teams, deren Fehler-ursachen ähnliche Merkmale aufweisen.

Die Einführung der Checklisten für mehr Sicherheit in der Chirurgie wird unter anderem von der International Task Force on Anaesthesia Safety of the World Health Organization, der World Federation of Societies of Anaesthesiologists, der European Society of Anaesthesiology, der Joint Commission on Accreditation of Healthcare Organizations International (USA), dem National Health Service Trust (United Kingdom), der Haute Autorité de Santé (Frankreich), der deutschen Gesellschaft für Chirurgie und dem Aktionsbündnis Patientensicherheit empfohlen. (Fudickar, Hörle, Wiltfang, & Bein, 2012, S. 699) Das Aktionsbündnis für Patientensicherheit nimmt mehrmals eindeutig positiv zur Einführung von Checklisten im Gesundheitswesen Stellung. Nicht nur die bloße Einführung von Checklisten wird gefordert, sondern auch deren Schulung, also Fortbildungen im gesamten organisatorischen Kontext. (Schrappe, 2018, S. 102)

4.2 Checklisten: Für jede Anwendung die richtige

Viele Prozesse lassen sich mit Hilfe von Checklisten standardisiert bearbeiten. Für die verschiedenen Anwendungsbereiche und Prozesse im Gesundheitswesen sind unterschiedliche Checklisten notwendig. Eine Vielzahl von verwendeten Begrifflichkeiten für eine visuelle Prozesshilfe wird in dieser Arbeit unter dem Begriff Checkliste subsumiert. In der englischen Literatur wird häufig der Begriff Emergency Manual (Goldhaber-Fiebert & Howard, 2013, S. 1154) oder Crisis Checklist, Cognitive Aid oder auch Safety Checklist verwendet. (Burgess, Crewdson, Lockey, & Perkins, 2018, S. 536) Im deutschsprachigen Raum ist hauptsächlich der Begriff Checkliste gebräuchlich, aber auch Memocard oder Krisen-Checkliste. (Neumayr, Schinnerl, & Baubin, 2016, S. 91) Marx (2019, S. 83) propagiert seit 2017 den Begriff der Action Card. Diese unterliegt nochmals einem speziellen Design und ist ausschließlich für Notverfahren entwickelt worden. In der Praxis ist die Grenze zwischen einer Merkhilfe (Cognitive Aid) und einer Checkliste fließend.

In der Literatur werden verschiedene Arten von Checklisten unterschieden, die in der Funktionsweise und der Art der Anwendung differieren, siehe Tabelle 1. Bei einer Read-Do Checkliste werden die beschriebenen Punkte exakt der Reihe nach vorgelesen und ausgeführt. Bei einer Checkliste im Do-Confirm Verfahren werden meist zuvor ausgeführte Aufgaben nochmals auf Vollständigkeit und Richtigkeit überprüft. (Gawande, 2013, S. 151) Degani und Wiener (1993, S. 352) bezeichnen diese Verfahren in ihrem Artikel Cockpit Checklists: Concepts, Design and Use auch als Challenge-response und als Call-do-response.

Wichtig ist dabei der Umstand, dass Checklisten niemals Wissen und Fähigkeiten ersetzen dürfen. Sie sind ein Teil der Handlungskompetenz und dienen zur Unterstützung der Notfallteams. Aus prozessualer Sicht sind Checklisten die optimierte Form einer standardisierten Handlung. Thielmann und Hofinger (2016, S. 111) definieren Checklisten wie folgt:

„Programmierte Entscheidungen sind Wenn-Dann-Regeln, die die Umsetzung vorgedachter Entscheidungen in definierten Situationen

41

beschreiben […] Checklisten fixieren program-mierte Entscheidungen in Form prägnanter Handlungsanweisungen."

Eine spezifischere Definition für Checklisten im medi-zinischen Kontext finden Hales, Terblanche, Fowler und Sibbald (2008, S. 22).

> „A checklist is a list of action items, tasks or be-haviours arranged in a consistent manner, which allows the evaluator to record the presence or absence of the individual items lis-ted. Typically, each item is checked off as it is completed, verified, identified or answered, by placing a mark in a designated space."

Tabelle 1: Checklistenarten und Anwendungen: Eigene Darstellung in Anlehnung an (St.Pierre, Hofinger, & Buerschaper, 2014, S. 322), (Neumayr, Schinnerl, & Baubin, 2016, S. 96)

Art der Checkliste	Funktionsweise	Art der Anwendung	Beispiel	Verfahren
Statische parallele Checklisten	Eine festgelegte Reihe von Aufgaben wird von einer Person abgearbeitet	Read-Do-Checkliste	Beladungscheck Fahrzeug Checkliste für invasive Verfahren wie i.m. Injektion	Routineverfahren, Notverfahren
Statische sequenzielle Checklisten mit Verifizierung	Eine Reihe von Aufgaben oder Werten wird vorgelesen (Person oder Maschine), eine Person arbeitet die Aufgaben ab bzw. verifiziert Werte.	Read-Do-Checkliste oder Do-Confirm-Checkliste	Funktionsüberprüfung Beatmungsgerät, Checkliste beginnende Geburt	Routineverfahren, Notverfahren
Statische sequenzielle Checklisten mit Verifizierung und Bestätigung	Eine Reihe von Aufgaben wird in einem Team vorgelesen und von der verantwortlichen Person bestätigt.	Read-Do-Checkliste oder Do-Confirm-Checkliste	RSI Checkliste, DOPES Check	Routineverfahren, Notverfahren
Dynamische Checkliste	Die SOP sind meist im Flussdiagramm oder auch Ablaufdiagramm dargestellt. Komplexe Behandlungsalgorithmen mit Entscheidungsmöglichkeiten führen durch ein bestimmtes Notfallbild	Do-Confirm-Checkliste	DBRD Musteralgorithmen, ERC Leitlinien	Routineverfahren, Notverfahren

4.3 Checklisten im Rettungsdienst und in der BFS: Anlassbezogene Anwendung

Verschiedene Anlässe benötigen wie in Tabelle 1 dargestellt unterschiedliche Checklisten. Routineverfahren sind Standardprozeduren, die im beruflichen Alltag oft wiederkehren und im Arbeitszyklus mehrmals vorkommen. Auf den von Sommer (2014, S. 646) eingeführten Begriff der ergänzenden Routineverfahren wird absichtlich verzichtet, um das Checklistensystem für die Lehre an der BFS und den Einsatz auf der Lehrrettungswache übersichtlich und einfach zu gestalten. Notverfahren sind Prozesse, die seltener abgerufen werden müssen und oft mit einem kritischen oder potenziell kritischen Patienten einhergehen. Marx (2019, S. 83) definiert Notverfahren als „[…]eher seltene, dafür aber zeitkritische und akut lebensbedrohliche Situationen […]". Im Kontext der Ausbildung zum Notfallsanitäter wird der Begriff Checkliste Routineverfahren auch für die im Werkstattunterricht (Städeli, Grassi, Rhiner, & Obrist, 2013, S. 88) bzw. im Skilltraining eingesetzten Prozessbeschreibungen,

wie das Etablieren eines intravenösen Zuganges, eingesetzt.

4.4 Fazit

Der Nutzen von Checklisten wird von vielen Autoren
als hoch bewertet, dabei ist die Relevanz von Checklisten unabhängig von deren Einsatzgebiet vergleichbar. Ob die Checkliste Anwendung auf Großbaustel-
len (Gawande, 2013, S. 87), in der Luftfahrt (Dänecke,
2002, S. 59), im Operationssaal oder in der präklinischen Notfallmedizin (Neumayr, Schinnerl, & Baubin,
2016, S. 97) findet, scheint keine Rolle zu spielen. Die
WHO und viele andere Organisationen empfehlen
aufgrund der hohen Evidenz von Checklisten seit Jah-
ren deren Einführung in allen Gesundheitsbereichen.
Der Funktionsbereich von Checklisten ist weit gefä-
chert. Als Gedächtnisstütze hilft sie dem Benutzer
wichtige Kriterien nicht zu vergessen, Routinepro-
zesse werden standardisiert abgearbeitet und sind somit vergleichbar und bewertbar.

Notverfahren helfen in Stress- oder Krisenzeiten Aufgaben oder Verhaltensweisen in Erinnerung zu rufen,
die ansonsten oft ausgelassen werden. Das Vorgehen

bei seltenen Ereignissen kann programmiert nach aktuellen Best Practices abgerufen werden, kritische Informationen sind schnell abrufbar und belasten nicht die Kognition. Letztendlich führen Checklisten durch eine Demokratisierung der Einsatzsituation zu einer besseren Teamarbeit, jeder fühlt sich für die Sicherheit des Patienten verantwortlich, das Team steht zusammen für den Patienten ein. In der BFS werden Checklisten auch zum Skilltraining eingesetzt. Es wird zwischen Checklisten für Routineverfahren und für Notverfahren unterschieden.

5 Lernort Berufsfachschule: Methodenanalyse für den Unterricht

In Kapitel drei wurden bereits die didaktischen Bezüge zur Implementierung von Checklisten in den Unterricht und den Transfer in die Praxis beschrieben. In diesem Kapitel nun werden mehrere Methoden für den Unterricht in Bezug auf den Einsatz von Checklisten untersucht. Dieser kurze Abriss stellt keinen Anspruch auf eine umfassende Analyse der in einer Berufsfachschule zum Einsatz kommenden Methoden dar. Vielmehr geht es um den Transfer der Checklisten und die Konkretisierung der Anwendung im Unterricht.

5.1 Emergency Reflex Action Drills (E-RADS): Kein Drill ohne Checkliste

Besonders in Situationen, die selten vorkommen oder die schnell entschieden werden müssen und Übung erfordern, ist langes Überlegen nicht möglich. (Davies, 2019) Dies führt zu Stress, da eine Unsicherheit im Notfall immer Zeit kostet. Zeit, die die Einsatzkräfte und der Patient im Zweifel nicht haben. Auch ist unter hoher Stressbelastung die Abrufbarkeit von Erlerntem möglicherweise eingeschränkt. Um diesen Umstand der Handlungsunfähigkeit zu umgehen sollen Aktionen und Handlungsschemata ähnlich wie Reflexe abgerufen werden können. Dies setzt voraus, dass sie sehr oft eingeübt bzw. mental trainiert werden (Drill). Automatisierung führt hier zu einer schnellen Reaktionsmöglichkeit bei minimalem Einsatz von kognitiven Ressourcen, jedoch nur, wenn dies ausführlich trainiert wurde (Wickens & Hollands, 1999, S. 337)

> ERADs take advantage of two critical aspects
> of behavior and cognition to mitigate the effects

of workload and stress. First, by creating a re-
flexive, programmed motor response the cognitive load decreases in the moment. ERADs
are relatively simple, and simplicity can be key
to improving performance under stress. Less
neurological energy and fewer cognitive re-
sources are required which addresses the
issue of low working memory under stress. Se-
cond, the routine action which follows a specific
cue (loss of pulses, inability to visualize the
glottis during laryngoscopy, etc.) circumvents
the need to triage tasks and avoids persevera-
tion on ineffective or incorrect tasks because
the programmed response removes the neces-
sity of these processes. (Lauria, Reid, &
Weingart, 2019)

In diesem Rahmen bietet sich das ERAD Modell an.
ERAD steht für Emergency Reflex Action Drill und
kann als Methode eine wichtige Ergänzung im Unterricht darstellen. Es gibt verschiedene Wege, motori-
sche Reaktion zu programmieren. So kann z.B. ein
vorher genau festgelegter prozessualer Ablauf von
Handlungen mit geschlossenen Augen immer wieder
Schritt für Schritt durchgespielt werden. Dabei werden
die zur Handlung nötigen Bewegungen mitvollzogen.

Dies kann im Unterricht zur Vertiefung von Arbeitstechniken wie z.B. der intramuskulären Gabe von Adrenalin eingesetzt werden. Basierend auf der ERAD Methode können auch Situationen im Team trainiert werden, die zeitkritische Reaktionen erfordern, um Handlungsabläufe mit mehreren Personen klar zu strukturieren. (Davies, van Heyningen, Edwards, & Fudge, 2020)

Die Methode ERAD hat noch keinen Einzug in die klassische Methodenliteratur gefunden. Dennoch erwähnt Karutz (2011, S. 317) den Drill als Methode, die die Routinebildung fördert. Der Autor betont in diesem Zusammenhang, dass die Voraussetzung für ein drillmäßiges Training die Einsicht in dessen Notwendigkeit sei. Wie die Methode des Emergency Reflex Action Drill Anwendung in der Ausbildung findet ist abhängig von deren Ziel. In jedem Fall ist jedoch eine zwingende Voraussetzung die exakte Definition der Handlungsschritte, wofür eine Checkliste das am besten geeigneten Mittel darstellt.

5.2 4-Step-Approach: Der korrekte Weg ist das Ziel

Die 4-Schritt-Methode oder auch Vier-Stufen-Methode ist während des zweiten Weltkrieges im Rahmen des Training within Industry Programmes in den USA entwickelt worden, um ungelernte Arbeiter möglichst schnell und effizient in der Rüstungsindustrie einzuarbeiten. (Georg, Grüner, & Otto, 1991, S. 212) Später hat Rodney Peyton diesen Ansatz dann in seinem Buch Teaching and Learning in Medical Practice genauer beschrieben und verbreitet, weshalb der Ansatz auch oft als Peytons 4-Schritt-Methode referenziert wird. (Teaching and Learning in Medical Practice, 1998, S. 171) Die vier Schritte sind wie folgt definiert:

1. Schritt: Vormachen in normaler Geschwindigkeit ohne Erklärung, durch den Lehrer.
2. Schritt: Vormachen in reduzierter Geschwindigkeit, Erläuterung der Handlungsabläufe.
3. Schritt: Durch Teilnehmer angeleitetes Vormachen
4. Schritt: Selbstständiges Üben unter Aufsicht

Es wurden zahlreiche Vergleichsstudien zur Wirksamkeit der Methode durchgeführt. Während einzelne Studien zu dem Ergebnis kamen, dass eine Überlegenheit der Methode nicht gegeben ist (Münster, Stosch, Hindrichs, Franklin, & Matthes, 2016), kommt wohl dennoch die Mehrheit zu dem Schluss, dass ein Lehren nach der 4-Schritt-Methode doch einen Vorteil gegenüber dem reinen Vormachen und Erklären durch den Lehrer hatte. So stellen Gradl-Dietsch et al. (2016, S. 1) fest, dass die Stärke der Methode in der Kombination verschiedener Lerntheorien liegt, wobei hier insbesondere die in Schritt 3 erforderliche Anleitung durch den Teilnehmer wirksam zu sein scheint.

Die Tatsache, dass der Schüler zunächst Schritte eins und zwei genauer reflektieren und genaue Instruktionen selbst formulieren muss, scheint hier ausschlaggebend zu sein (Gradl-Dietsch, et al., 2016, S. 6). Schritt 4 beschreibt das selbstständige Üben des Teilnehmers. Die Methode sieht hier ein Üben unter Aufsicht vor, das jedoch in Umfang und Tiefe nicht genau festgelegt ist. Hier stellt sich die Frage, wie das Üben möglichst effizient genutzt werden kann, um einen möglichst stabilen und langfristigen Lernerfolg zu gewährleisten. Der Erwerb von Wissen ist kein spontaner Vorgang, sondern entfaltet sich stufenweise, ist also in einen Entwicklungsprozess integriert. (Ansari, 2009, S. 30) Um diesen Entwicklungsprozess zuverlässig zu reproduzieren und zu wiederholen, scheint eine Checkliste geradezu unumgänglich.

Auch Flake und Runggaldier (2018) beschreiben viele Arbeitstechniken im Rettungsdienst, wobei sie unter der Überschrift „Technik" die genauen Handlungsschritte von Helfer eins und zwei chronologisch aufzählen. Letztendlich handelt es sich auch hierbei um eine Checkliste, auch wenn die Autoren dieses Wording nicht gebrauchen. Auch im „Notfallsanitäter Heute" sind immer wieder Arbeitstechniken genau und Schritt für Schritt beschrieben, so z.B. das Einführen eines Guedel-Tubus. (Flake, Runggaldier, Karutz, & Luxem, 2016, S. 354)

5.3 Simulation: Den Ernstfall ohne Hilfsmittel üben?

Die Simulation in der Notfallsanitäterausbildung bietet die Möglichkeit, das gesamte Einsatzspektrum abzubilden. In der Simulation werden alle Kompetenzen des Schülers zusammengefasst und unter realistischen Bedingungen abgerufen.

> „Die Besonderheit der Arbeit im rettungsdienstlichen Kontext – und damit ein wesentlicher Unterschied zur klinischen Tätigkeit – liegt in der Variabilität, der Vielfältigkeit und der nicht vorhandenen Planbarkeit der Situationen, in denen agiert werden muss. Simulation in der Rettungsdienstausbildung muss daher zwingend die extrem breite Auffächerung der möglichen Notfallszenarien abbilden, in denen der zukünftige Notfallsanitäter handeln muss.“ (St.Pierre & Breuer, 2018, S. 439)

Der Schüler kann sich selbst im videogestützten Debriefing betrachten und angeleitet Rückschlüsse ziehen. In der Vorbereitung, im Szenario und in der Nachbereitung der Simulation kommen Checklisten zum Einsatz. Im Szenario werden unter realitätsnahen Eindrücken komplexe Notfallsituationen trainiert. Hier können die vorher im Unterricht implementierten Checklisten zum Einsatz gebracht werden und das Zusammenspiel im Team unter Verwendung von Merkhilfen gezielt betrachtet werden. Gerade die Simulation stellt eine wirkungsvolle Methode zur

Erreichung von Handlungskompetenz dar; dies ist in vielen Studien eindrücklich nachgewiesen worden

> „The most significant finding of this study is the effectiveness of two types of educational methods: traditional clinical and simulation experiences. In both environments, when structure, an adequately prepared faculty with appropriate resources, dedication, foresight, and vision are incorporated into the prelicensure nursing program, excellent student outcomes are achieved." (Hayden, Smiley, Maryann , Kardong-Edgren, & Jeffries, 2014, S. 38)

Die Autoren kommen also zu dem Schluss, dass eine qualitativ hochwertige Simulationsausbildung, die bis zur Hälfte der traditionellen Klinikausbildungsstunden ersetzt, zu vergleichbaren Bewertungen führt und die Schüler vergleichbar auf die Arbeitswelt vorbereitet. Dieses Ergebnis, übertragen auf die Ausbildung zum Notfallsanitäter, lässt verschiedene Schlüsse zu: Wenn es keinen Unterschied macht, ob am realen Menschen oder am Simulator geübt wird, dann ist die Simulation hier überlegen, weil nur hier die Bedingungen kontrolliert und wiederholbar sind. Lerninhalte können jederzeit geübt werden, da nicht auf reale

Patienten gewartet werden muss. „Prävention und Management von Zwischenfällen kann man lernen (und muss es auch)." (Rall & Lackner, 2010, S. 352) Die Simulation wird von Landwehr als dritter Lernort beschrieben. In der Simulation wird explizites und implizites Wissen verbunden und Kontextwissen als Voraussetzung für das praktische Handeln gebildet.

> „Der dritte Lernort ist ein Ort der Integration von theoretischem und praktischem Lernen. Im Vordergrund steht die systematisch gestaltete Interaktion von Theorie und Praxis, von praktischem Handeln und systematischer Reflexion. Wichtigstes Ziel ist es, die Lernimpulse der beiden anderen Lernorte zu einer nachhaltig wirksamen Integration zu führen." (Egger, et al., 2002, S. 43)

Die Simulation als Methode und als Lernort bietet die Möglichkeit, Checklisten als elementaren Bestandteil des beruflichen Handelns zu implementieren und in die berufliche Praxis zu transferieren. In Kapitel acht wird ein weiterer Aspekt betrachtet, nämlich die Möglichkeit durch Simulation mit den Praxisanleitern Kooperationsprozesse bewusst zu fördern.

5.4 Fazit

Ohne Checklisten scheint ein praxisbezogener Unterricht nur schwer vorstellbar. Für viele im Unterricht angewandte Methoden sind Routinechecklisten nötig und existieren auch bereits. In Bezug auf die Implementierung von Checklisten nimmt die Simulation einen gewichtigen Stellenwert ein. Sie ist nicht nur eine Methode im Unterricht, sondern stellt als sogenannter dritter Lernort ein wichtiges Bindeglied zwischen Theorie und Praxis, zwischen Schule und realem Einsatz dar. Hier können Verfahren mit Checklisten geübt werden, ohne dass ein Fehler zur Patientenschädigung führt.

6 Implementierung von Checklisten in Lehre und Praxis

Die Implementierung von Checklisten in der Ausbildung zum Notfallsanitäter muss, um erfolgreich zu sein, an mehreren Lernorten geschehen. Der Einsatz in der Berufsfachschule wird geklärt und die Verbindung zum dritten Lernort, der Simulation. Der Einsatz in der Berufspraxis, der Lehrrettungswache, soll mit Hilfe der Praxisanleiter angestoßen werden. Hierfür

wird die Lernortkooperation neu gedacht und ein Fort-
bildungsprojekt ins Leben gerufen.

6.1 Bisherige Benutzung von Checklisten
im Unterricht

Ein Unterricht ohne Checklisten ist im Rahmen der
Notfallsanitäterausbildung nicht vorstellbar. Cognitive
Aids, also Merk- und Arbeitshilfen, sind ab dem ersten
Schuljahr allgegenwärtig. Eines der prominentesten
und dominantesten Beispiele in der Ausbildung und
im beruflichen Alltag ist das ABCDE-Schema. Das
ABCDE-Schema dient zur sofortigen Beurteilung und
Behandlung von allen dem Rettungsdienst anvertrau-
ten Personen und ist bei allen Altersgruppen und Not-
fällen anwendbar. Auch in der Klinik findet dieses
Schema Anwendung. (Thim, Krarup, Grove, Rohde, &
Løfgren, 2012, S. 121) Dieser standardisierte Prozess
findet von Anfang an Anwendung im Unterricht Die
Schüler können unter Zuhilfenahme einer dafür von
der BFS eingeführten Checkliste ihr Vorgehen mit allen Einzelschritten selbst oder gegenseitig überprüfen. Diese Checkliste steht allen Schülern, Lehrern,
Dozenten und Praxisanleitern rund um die Uhr auf

einer Datenplattform zur Dokumentenlenkung (Qualido) online zur Verfügung.

Nachdem die Checkliste ABCDE-Schema im Unterricht zur Anwendung kam, wurde diese auf Bitten von Kollegen um die Akronyme SAMPLER und OPQRST ergänzt und um ein Bewertungsschema erweitert. Mittlerweile gibt es Bewertungsschemata (Checklisten) für internistische und traumatologische Fallbeispiele, Reanimation und CRM-Checklisten. Viele weitere Checklisten und Cognitiv Aids finden in der BFS Anwendung. So beinhalten z.B. alle Kindernotfalltaschen das Kindersicher–Infoflip mit Kindermaßband. Die Kombination aus der Farbcodierung durch Messung der Körperlänge und dem Infoflip mit allen im Notfall notwendigen Informationen lässt die Schüler von Anfang an patientensicheres Arbeiten erlernen. Eine graphisch aufbereitete Merkhilfe stellt die schuleigene Medikamentenampel in Abbildung 4 dar. Mit Hilfe der Medikamentenampel ist der Schüler in der Lage, vor einer eigenständigen Medikamentengabe noch einmal die Rechtssicherheit und Patientensicherheit zu überprüfen. Die Checkliste wurde

graphisch gestaltet, um diese anschaulicher und ein-
prägsamer zu machen.

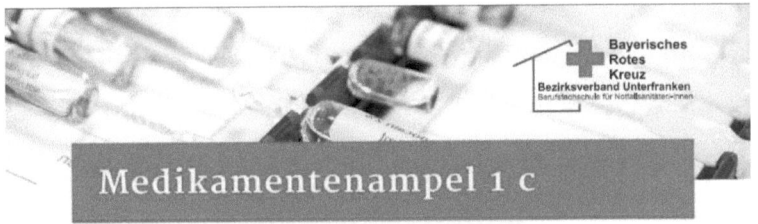

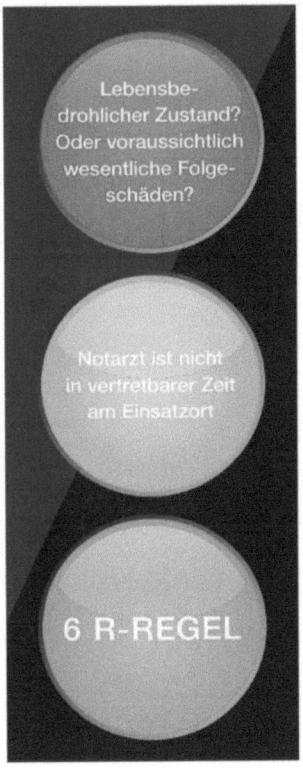

Abbildung 4 Medikamentenampel 1C schuleigene Darstellung

6.2 Beispiele für Checklisten im schulischen Umfeld

In der Berufsfachschule werden invasive Maßnahmen unterrichtet. Die intramuskuläre Gabe von Adrenalin bei einer Anaphylaxie ab Stadium 2 mit Problemen in den Bereichen Atemwegsstörungen, Belüftungsstörungen, Circulation und/oder neurologischer Defizite (ABCD(E)) ist ein Beispiel hierfür. Vom Ärztlichen Leiter Rettungsdienst (ÄLRD) in Bayern wird die intramuskuläre Gabe als 1c Maßnahme empfohlen. (Rettungsdienst, 2019) Diese Empfehlung wurde auch von den Rettungsdienstschulen des BRK in den Handlungsempfehlungen aufgenommen. (BRK-Bildungsverbund, 2019)

Die intramuskuläre Injektion ist eine nicht alltägliche Maßnahme im Rettungsdienst, da sie ausschließlich bei einem kritischen Patienten mit einer anaphylaktischen Reaktion zur Anwendung kommt. Eine Maßnahme, die selten zur Anwendung kommt und zusätzlich nur in lebensbedrohlichen Situationen, muss vom Anwender sicher beherrscht werden. Im Rettungsdienst gibt es keine bundesweit standardisierten Handlungsabläufe bzw. Arbeitstechniken für invasive Maßnahmen in der Präklinik.

Die vorhandene Literatur, wie z.B. das Buch Arbeitstechniken im Rettungsdienst von Flake & Runggaldier (2018, S. 172) sind nicht für den Unterricht brauchbar und beschreiben diskussionswürdige Techniken, wie das Punktieren des Gluteus medius nach von Hochstetter in der Akutmedizin. Um eine einheitliche Ausbildung nach dem neusten wissenschaftlichen Stand zu garantieren, ist eine Standardisierung innerhalb der Schule und damit auch innerhalb des Kollegiums nicht nur wichtig, sondern alternativlos. Die erstellten Checklisten müssen dabei einer wissenschaftlichen Überprüfung standhalten. Die in Abbildung 5 dargestellte Checkliste war die erste Checkliste im Bereich der invasiven Maßnahmen im Do-Confirm Verfahren an einer BFS. Im beruflichen Alltag können mit Hilfe der Checkliste Übungseinheiten durch den Praxisanleiter konform mit der Lehrmeinung der Berufsfachschule durchgeführt werden.

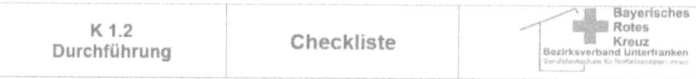
Fach/Lernsituation:
Lernfeld 2.2 Intramuskuläre Injektion

Anforderung Medikament		
Entkleiden der Injektionsstelle		
Großflächige Desinfektion	15 – 30 sec. entsprechend den Herstellervorgaben	
Aufklärung des Patienten		
Detektieren der Injektionsstelle	Seitlicher Oberschenkel	Beide Hände gespreizt, ein kleiner Finger Trochanter major, ein kleiner Finger Patella, Punktionsort oberhalb der Daumenspitzen
Spritze mit i.m. Nadel anreichen lassen		
Senkrecht in den Muskel bis kurz vor Schaft einstechen		
Aspirieren		
Wenn kein Blut, Medikament applizieren		
Ggf. Einstichstelle versorgen		

Abbildung 5 Checkliste Intramuskuläre Injektion Eigene Darstellung

Seltene und komplexe Notfallsituationen, die unter Zeitdruck Entscheidungen fordern, stellen eine große Herausforderung für die Einsatzteams dar. Auch in der Lehre an der Berufsfachschule lässt sich beobachten, dass der Unterricht dieser Situationen sehr viel Zeit in Anspruch nimmt und im praktischen Unterricht häufig zu frustrierenden Erlebnissen führt. Oft sind die Schüler mit den unterschiedlichen Faktoren, die es zu beachten gilt und der gleichzeitigen

62

Koordination der Teamkollegen und der Angehörigen überfordert.

Ein Beispiel hierfür ist die Geburtsbegleitung im Rettungsdienst. Die Muster-Algorithmen des DBRD (2020, S. 39 - 40) bieten zwar eine hervorragende Prozesskarte, sind aber nicht geeignet um dem Teamführer einen konkreten Arbeitsablauf aufzuzeigen und hierdurch eine konkrete Strukturierung der Teamarbeit herbeizuführen.

Durch die Einführung einer Checkliste Geburtsbegleitung im Unterricht (Abbildung 6 Checkliste Geburtsbegleitung Eigene Darstellung) konnte eine effiziente Strukturierung und damit eine Entlastung der Schüler herbeigeführt werden. Allein das Wissen um diese Strukturierungshilfe führt bei den Akteuren zu einer größeren Handlungssicherheit. Der Unterricht „beginnende Geburt" wurde um ein Ablauftraining (Drill) erweitert. Hier werden anhand der Checkliste die ersten 5 Minuten in Intervallen im Team trainiert, bis sich die Teilnehmer sicher im prozessualen Ablauf fühlen und das eigentliche Training beginnt.

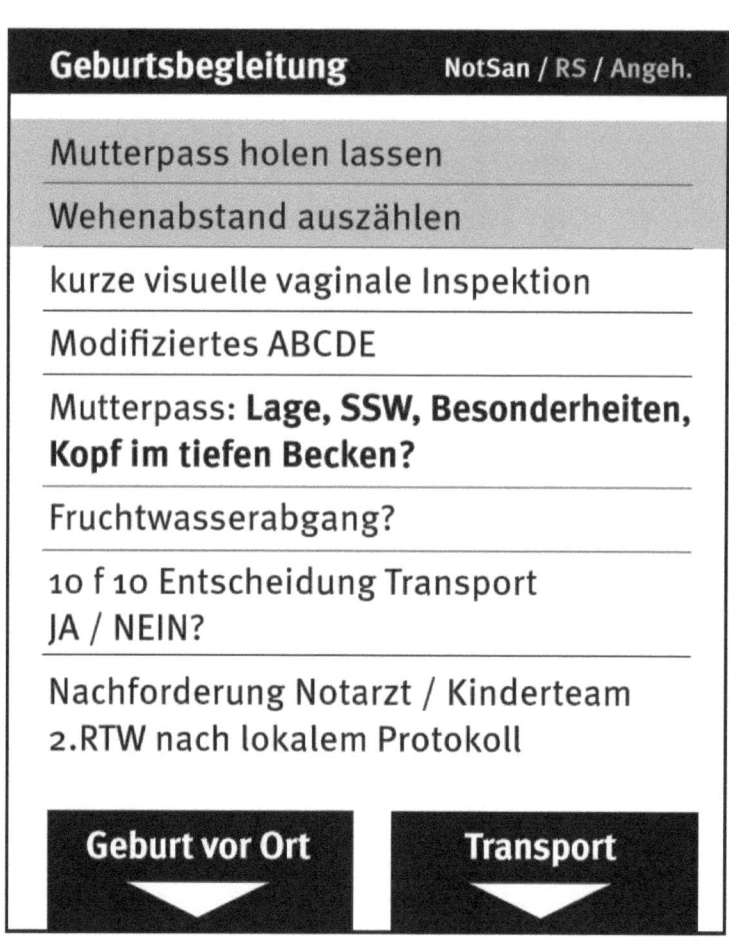

WEITER S. 22   WEITER S. 23

Abbildung 6 Checkliste Geburtsbegleitung Eigene Darstellung

Die Rapid Sequence Induction (RSI), die Notfallnarkose bei einem nicht nüchternen Patienten, ist für den bodengebundenen Rettungsdienst ebenfalls ein seltenes Ereignis. Bei der RSI sind handwerkliche Fähigkeiten und eine gute Zusammenarbeit im Team des Rettungswagens und des Notarztes wichtige Voraussetzungen für eine möglichst hohe Patientensicherheit. Um bereits in der Berufsfachschule strukturierte Prozesse vor, während und nach einer RSI den Schülern näher zu bringen, bietet sich das bereits gelebte Konzept der Johanniter Unfall-Hilfe aus Nürnberg an.

Wie in Abbildungen 7 bis 9 zu sehen, besteht dieses Konzept aus einer RSI-Schablone, die passgenau auf den bayerischen Rettungswagen (RTW) zugeschnitten ist und eine standardisierte Vorbereitung der Materialien für das Atemwegsmanagement erleichtert (Cognitive Aid) sowie eine exakte Aufziehanleitung für die Narkosemedikamente und Vasopressoren (Cognitive Aid) und eine Checkliste unterteilt in Vorbereitungs-, Durchführungs- und Nachbereitungsphase beinhaltet. (Rothkötter, Fischer, & Schmidt-Torner , 2019) Die strukturierte Zusammenarbeit des RTW Teams mit dem Notarzt erlaubt eine Demokratisierung des Notfalls und verhindert jedwede Verantwortungsdiffusion. (Schulze, Runge, & von der Heyden, 2013, S. 184)

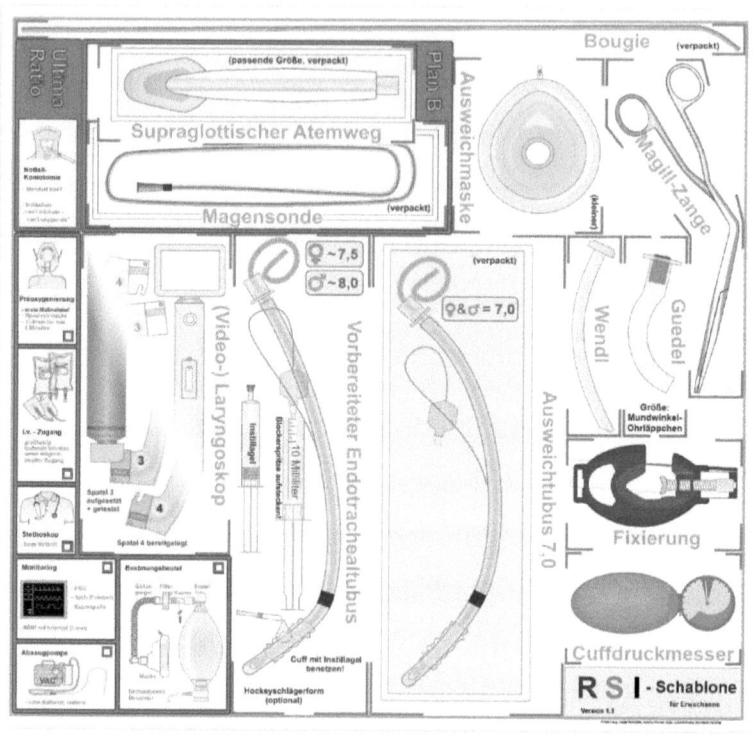

Abbildung 7 RSI-Schablone mit freundlicher Genehmigung (Rothkötter, Fischer, & Schmidt-Torner , 2019)

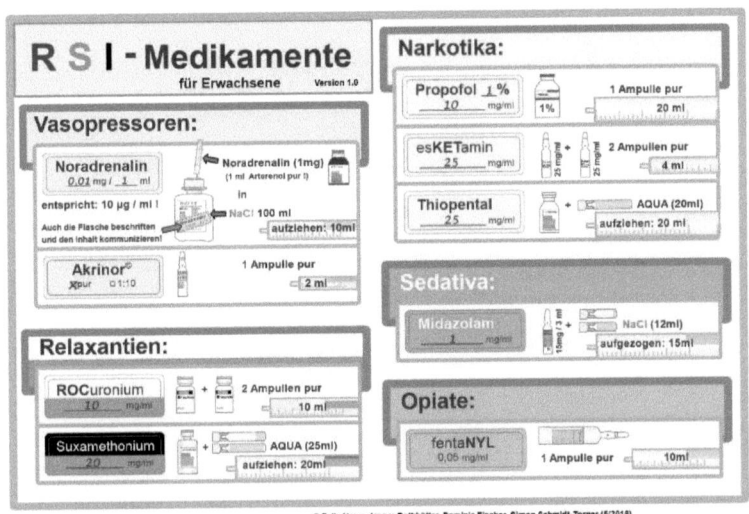

Abbildung 8 RSI Medikamente mit freundlicher Genehmigung
(Rothkötter, Fischer, & Schmidt-Torner , 2019)

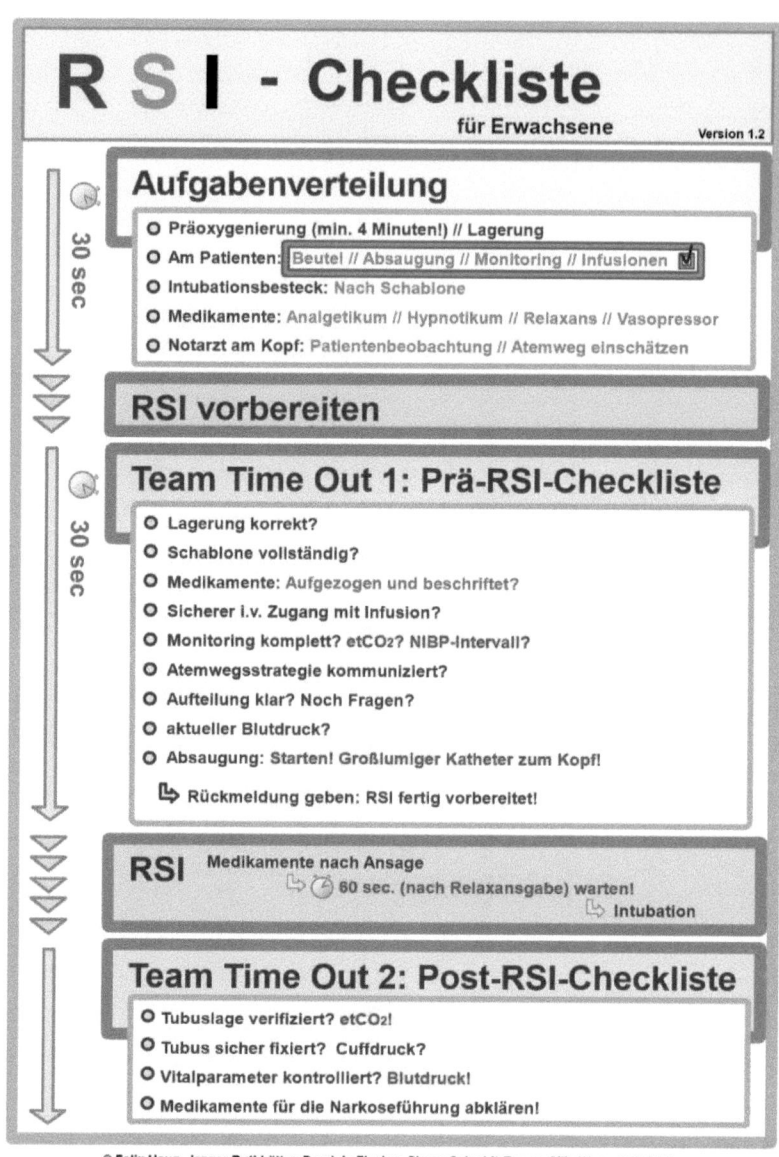

Abbildung 9 RSI-Checkliste mit freundlicher Genehmigung (Rothkötter, Fischer, & Schmidt-Torner , 2019)

68

6.3 Implementierungsschritte

Rothkötter, Fischer und Schmidt-Torner (2019, S. 53) betonen in ihrem Konzept der Notfallnarkose, Vorbereitung und Assistenz im Rettungsdienst:

> „Die [...] gezeigten Arbeitshilfen sind für sich genommen keine ausreichende Vorbereitung auf die Assistenz der prähospitalen Notfallnarkose. Der Umgang mit den Arbeitshilfen muss zuerst erlernt und praktisch trainiert werden [...]."

Zu einem ähnlichen Ergebnis kommen Goldhaber-Fiebert und Howard (2013, S. 1153) bei der Einführung von Emergency Manuals in der Klinik:

> „We propose a 4-element approach that integrates recommendations from the medical literature with examples from our experience. The elements are: create, familiarize, use, and integrate"

Das Training mit Checklisten scheint ein immanenter Bestandteil einer Implementierungsstrategie zu sein. Um zu einem wertvollen Hilfsmittel in der Versorgung von Notfallpatienten zu werden, müssen die Teams vorher mit diesen Hilfsmitteln ihre Prozesse optimiert haben. Checklisten für Krisensituationen müssen geübt werden. (Neumayr, Schinnerl, & Baubin, 2016, S. 100) Auch Marx und Lange (2019, S. 83) plädieren für ein intensives Training mit ActionCards:

> „Wenn diese dann Bestandteil regelmäßigen Trainings werden, besteht die berechtigte Hoffnung, dass sich bei den Beteiligten brauchbare Handlungsschablonen entwickeln."

In der Luftfahrt käme niemand auf die Idee, ohne Checklisten in den Simulator zu steigen und zu trainieren.

In der Berufsfachschule lassen sich die Schritte zur Implementierung von Checklisten gut abbilden. Checklisten werden von den Lehrkräften erstellt und auf ihre Anwendbarkeit optimalerweise in der schuleigenen Simulation getestet. Anschließend werden sie bereits in den theoretischen Unterricht mit einbezogen und in den Praxisphasen selbstverständlich verwendet. Lernende sollten den routinemäßigen Einsatz von Checklisten und Cognitive Aids als selbstverständlichen Bestandteil ihrer Arbeitsweise kennenlernen. Dies ist auch ein klares Ziel des WHO Mastercurriculums für Patientensicherheit.

(Weltgesundheitsorganisation, 2018, S. 127) Eine curriculare Einbindung der Checklisten und Cognitive Aids erfolgt über die den Lernfeldern zugeordneten Kann-Listen (vgl. 0), hierdurch wird sichergestellt, dass die Hilfsmittel immanenter Bestandteil der Schulbildung sind und der Schüler die Relevanz dieser Hilfsmittel nicht übersieht.

6.4 Checklisten im operativen Geschäft: Lernortkooperation neu gedacht

Die Ausbildung zum NotSan besteht neben der schulischen Ausbildung aus drei weiteren Lernorten. Der größte Teil der praktischen Ausbildung findet in der Lehrrettungswache statt, einen weiteren Lernort bildet die klinische Ausbildung in den Krankenhäusern. Optional können die Schüler in einer integrierten Leitstelle bzw. Rettungsleitstelle als dritter Station in der Ausbildung lernen. Die Lehrrettungswache als Lernort nimmt für die berufliche Bildung eine herausragende Stellung ein. Die Kooperation der Lernorte innerhalb einer Ausbildung wird von allen Stakeholdern als wichtig angesehen. (Pätzold & Walden, 1995, S. 129) Dennoch gibt es viele institutionelle und individuelle Hindernisse in der Lernortkooperation. Die

Lernortkooperation, also das Sicherstellen eines guten Lerntransfers, kann über das Ergebnis einer dreijährigen Ausbildung entscheidend sein.

Der Lerntransfer kann nur gelingen, wenn der Schüler im betrieblichen Umfeld auf keine lernhemmenden Umfeldbedingungen stößt. (Götz & Häfner, 1994, S. 163) Oft hängt es vom persönlichen Engagement des Praxisanleiters ab, wie gut der Lernprozess in der praktischen Ausbildung vonstattengeht, da notwendige Ressourcen vom Arbeitgeber nicht in einem ausreichenden Maß zur Verfügung gestellt werden oder die strukturellen Gegebenheiten der Rettungswachen Hindernisse für eine gute betriebliche Ausbildung sind.

Nach Becker ." (2014) ergibt sich eine unbedingte Abhängigkeit der Lernorte: „Es ergibt sich eine stete Verbindung von praktischer Tätigkeit in einem Lehr- und Arbeitsverhältnis mit dem pflichtmäßigen Besuch der Schule. Eine Berufsfachschule kann unabhängig davon, wie sehr sich die Lehrkräfte auch bemühen, keine stete Wiederholung der praktischen Themen sicherstellen. Dies muss in der Rettungswache, also in der praktischen Tätigkeit geschehen. Da der rettungsdienstliche Alltag aus seiner Natur heraus nicht planbar ist, sind Übungstage in jedem Rettungs- wachenblock unerlässlich.

> „Dem Vergessen lässt sich durch wiederholtes Üben und Anwenden in anderen Zusammen- hängen entgegenwirken. Der Erfolg bzw. Lern- zuwachs durch eine Anleitung hängt somit auch von der Anzahl der tatsächlich ausgeführ- ten Wiederholungen ab." (Mamerow, 2018, S. 131)

Der Praxisanleiter in der Lehrrettungswache ist dazu für die Organisation der betrieblichen Ausbildung zu- ständig. Er legt im betrieblichen Ausbildungsplan fest, welche Inhalte wann vermittelt werden. (Pluntke, 2017, S. 133) Grundlage hierfür sind die in der Ausbil- dungs- und Prüfungsverordnung für Notfallsanitäterin- nen und Notfallsanitäter (NotSan-APrV) festgelegten Themenbereiche des theoretischen und praktischen Unterrichtes. Für die Festigung der Handlungskompe- tenz muss der Schüler, durch den Praxisanleiter be- treut und dokumentiert, nicht invasive und invasive Maßnahmen in praxisorientiertem Training und in Ein- satzsituationen durchführen. (Kemperdick & Grönheim, 2018, S. 88) Um einen regelgerechten

Theorie-Praxis Transfer zu gewährleisten sind Check-listen für Routinemaßnahmen und Notverfahren eine gute Möglichkeit für den Praxisanleiter und den Schü-ler, Maßnahmen nach dem Stand der Wissenschaft durchzuführen.

Findet eine Anleitungssituation in der betrieblichen Umgebung statt, so ist es wichtig, dass über die Krite-rien, die der Schüler zu erfüllen hat, Klarheit herrscht. (Mamerow, 2018, S. 160) Sind die Lehraussagen (Kri-terien) der Schule mit denen in der Praxis deckungs-gleich, ist dies im Sinne der Lernortkooperation von hohem Nutzen und führt den hohen Standard in der schulischen Ausbildung in der Praxis fort. Doch auch Praxisanleiter profitieren von Checklisten am ehesten, wenn diese vor dem Einsatz in der Praxis unter kon-trollierten Bedingungen trainiert werden. Folgerichtig wären Fortbildungsangebote wie Checklisten-Work-shops für Praxisanleiter in der Berufsfachschule ein-zurichten, wobei es hier gilt, mit den Praxisanleitern gemeinsam praxisstabile Lösungen zu finden. Check-listen können besprochen und in der Simulation trai-niert und gegebenenfalls verbessert werden. Im Sinne einer intensiven Lernortkooperation ist es wichtig, dass die Impulse von beiden Seiten ausgehen. Herdt und Fust (2004) merken an:

> „Wir gehen davon aus, dass fruchtbare Kooperationsbeziehungen zwischen Lernorten nicht „top down" vorgegeben werden, sondern nur von unten, in einem kleinschrittigen, gemeinsamen Prozess wachsen können."

Für BFS bietet es sich im Rahmen des Fortbildungsangebotes bspw. In der Simulation an für verschiedene Fortbildungen , die Checklisten und Cognitive Aids mit einbeziehen und sich ausdrücklich auch an Praxisanleiter zurichten. Letztendlich wäre eine Implementierung von Checklisten im gesamten Rettungsdienst mit allen dort tätigen Mitarbeitern wünschenswert. „Die Übernahme der Anwendung von Checklisten aus der Luftfahrt in die Medizin hat sich dort bewährt, wo Checklisten konsequent eingesetzt wurden." (Roeder & Wächter, 2015, S. 7) In einer systematischen Überprüfung von Studienergebnissen stellen Thomassen, Storesund, Søftelan & Brattebø (2013, S. 15) fest:

> „This systematic review found that safety checklists are effective safety tools in various

clinical settings. Their use has reduced mortality and morbidity. In addition, safety checklists strengthen compliance with guidelines, improve human factors, and reduce the incidence of adverse events. None of the included studies reported that safety checklists have any negative effects on patient safety issues."

6.5 Kriterien zur Erstellung von Checklisten im Rettungsdienst

Der Einsatz der Checklisten hängt von ihrer Gestaltung ab, denn die Gestaltung der Checklisten bestimmt über ihre Praktikabilität und hat damit einen hohen Einfluss auf die Akzeptanz der Benutzer. Das Aussehen einer Checkliste ist abhängig von Einsatzzweck, Anwenderklientel und Einsatzumgebung. (Neumayr, Schinnerl, & Baubin, 2016, S. 99)

„A sound checklist highlights the essential criteria that should be considered in a particular area. It helps the user not forget important criteria, achieve standardization of a process, and enhances an assessment's objectivity and reproducibility." (Hales, Terblanche, Fowle, & Sibbal, 2008, S. 24)

Die graphische Aufbereitung scheint neben dem Inhalt ein sehr wichtiges Element zu sein, da diese über die Struktur und Benutzerfreundlichkeit entscheidet.

Burian (2004, S. 6) identifiziert folgende Probleme beim Design von Checklisten:

> „The most commonly identified design issue discussed in this case study was the formatting, layout, and organization of checklist items on the page."

Die Wichtigkeit der Benutzerfreundlichkeit steigt mit der Anforderung einer Checkliste, in kritischen Situationen den Anwendern ein Maximum an Unterstützung zu bieten. Um den Anwendern eine gewichtige Hilfe im Einsatz zu sein, spielt es ebenfalls eine Rolle, wo die Checkliste aufbewahrt wird. Befindet sich diese im RTW oder trägt der Anwender sie immer bei sich? Es kann auch sinnvoll sein, bestimmte Checklisten direkt beim Material aufzubewahren, z.B. die der Notfallnarkose direkt im Intubationsfach. Wird die Checkliste bereits auf der Anfahrt vom Teamleader benutzt, um ein kurzes Briefing durchzuführen, benötigt er die Checkliste in der Fahrerkabine.

Die folgenden in Tabelle 2 aufgeführten Kriterien zur
Erstellung von Checklisten im Rettungsdienst sind
adaptiert an Hales (2008, S. 22-29) und Burian
(2004, S. 1-6).

Tabelle 1 Kriterien zur Erstellung von Checklisten im Rettungs-
diens: eigene Darstellung angelehnt an Hales und Burian

Vorüberlegung:
• Einsatzzweck
• Anwenderklientel
• Einsatzort
• Aufbewahrungsort
• Materialbeschaffenheit
Inhalt:
• Beachtung der gültigen Leitlinien
• Beachtung der gültigen SOPs
• Einbeziehung von Experten bei kritischen Punkten
• Beachtung lokaler Protokolle
Design:
• Checklisten sollten QM-konforme Kopf- und Fußzeilen enthalten
• Verwendung von großen, fetten und gut lesbaren Schriftarten
• Verwendete Farben müssen üblicher Farbgebung entsprechen (z.B. rot=Notfall)
• Einheitliche, geeignete Nomenklatur
• Kohärenz der Elemente auf einer Checkliste
• Einsatz geeigneter Grafiken
Validierung und Prozesseinführung:
• Einhaltung des PDCA Zyklus
• Externe Überprüfung von Form und Inhalt
• Überprüfung auf Praxistauglichkeit in einer Simulationsumgebung
• Schulung der Anwender
• Anwender stehen im Mittelpunkt

Anschauliche Beispiele aus der Praxis sind z.B. das Emergency Manual der Stanford Anesthesia Cognitiv Aid Group (SACAG), eine für die Anästhesie entwickelte Hilfe, die entsprechend in der Klinik eingesetzt wird aber auch die Emergency Action Cards der Greater Sydney Area HEMS für den präklinischen Einsatz. (Habig, McCourt, & Richmond, 2016) Die SACAG (Beispiele siehe QR-Code) stellt das Manual kostenfrei und auch in deutscher Übersetzung zur Verfügung. (Gaba, Goldhaber-Fiebert, Harrison, Howard, & Chu, 2017)

Die neuen Einsatzhosen des BRK ab 2020 sind mit einer Sichtfeldtasche auf der Oberschenkelvorderseite ausgestattet. Die Tasche hat die Außenmaße 13 x 18 cm, das Sichtfeld die Maße 7,5 x 9,5 cm. Eine Überlegung ist, die Notfallchecklisten auf die Maße des Sichtfeldformat zu formatieren, um dem Anwender die Möglichkeit zu bieten, während eines Einsatzes die Checkliste im Blickfeld zu haben. Ob sich dies trotz des kleinen Sichtfeldes umsetzen lässt ist noch offen. Oft bestehen Checklisten aus laminiertem Papier.

Dies muss angesichts der Umstände im Einsatzbereich Rettungsdienst kritisch betrachtet werden, da der Schutz zum Beispiel durch Lochen unwirksam wird. Ein professioneller Druck auf wasserfeste und lichtbeständige Karten ist in Anbetracht der Relevanz dieses Hilfsmittels vorzuziehen. Ein im Sinne des PDCA Zyklus zur Anwendung kommender Änderungsdienst müsste eingerichtet werden. Dieser Änderungsdienst könnte über einen Downloadbereich auf der Homepage der Schule erfolgen. Sicherer wäre der Änderungsdienst auf dem bereits in Kapitel 6.1 Checklisten im Unterricht erwähnten Qualido-Portal des BRK. Hier könnten auch alle Anwender standardmäßig und dokumentiert über eine Änderung informiert werden. Eine inhaltliche Überprüfung der Checklisten durch einen hierfür qualifizierten Notarzt sollte unbedingt angestrebt werden.

6.6 Fazit

Es gibt sie bereits, die Checklisten im Unterricht der Berufsfachschule. Sie treten in verschiedenen

Funktionen auf und haben noch kein einheitliches Wording und Aussehen. Der Bedarf ist erkannt, die Umsetzung ist noch nicht in allen Teilen auf einem gleichen Qualitätsstandard. Ein einheitliches Konzept und Design sind anzustreben; dies hängt von verschiedenen Parametern ab (vgl. Kapitel 7). Der Umstand, dass verschiedene Systeme parallel im Unterricht eingesetzt werden oder in Planung sind, macht eine Vereinheitlichung schwierig. Im Unterricht stellen die Checklisten eine sinnvolle Lernhilfe für die Schüler dar. Die Checklisten ermöglichen durch die Strukturierungs- und Prozesshilfe eine bessere Teamperformance. Lernerfolge werden schneller ermöglicht, da der Schüler einen klar definiertes und strukturiertes Ziel vorgegeben bekommt. Lehrmeinungen an einer BFS werden durch die Implementierung vereinheitlicht und überprüfbar gemacht. Nur durch intensives Training mit den Checklisten wird ein hoher Nutzen in der tatsächlichen Anwendung gewährleistet. Die Einbindung der Notärzte innerhalb der Aufgabenverteilung einer Checkliste ist notwendig. Die Probleme werden in der Berufspraxis auftreten, denn solange nicht alle an einem Notfall beteiligten Akteure zusammen trainieren, ist die Gefahr eines Bruches in der

Patientenversorgung gegeben, wenn das RTW Team auf den Notarzt trifft.

Checklisten sind nicht nur wichtige Elemente im Risikomanagement, sondern bieten auch die Chance, mit den Praxisanleitern auf einer neuen Ebene zusammenzuarbeiten, mit positiven Effekten für alle Seiten. Der Lerntransfer gelingt bei einer engen Vernetzung der Lernorte am ehesten. Checklisten können dazu beitragen, Lerninhalte der BFS und der Rettungswache zu harmonisieren. Die Praxisanleiter erhalten durch sie eine wichtige Hilfe für ihre Aufgabe mit den Schülern zu trainieren. Die Implementierung von Checklisten ist anspruchsvoll und muss eng begleitet werden. Nur wenn an allen Lernorten Checklisten eingesetzt werden, ist ein hoher Nutzen zu erwarten.

Das Erstellen von Checklisten ist jedoch mit einem hohen Ressourceneinsatz verbunden. Umfassende Vorüberlegungen sind notwendig, um zu einem guten Ergebnis zu kommen. Diese Vorüberlegungen haben großen Einfluss auf Inhalt und Gestaltung und damit letztendlich auf das Gelingen einer Einbindung von Checklisten in bestehende Arbeits- und Lernprozesse. Inhaltlich dürfen Checklisten, Leitlinien und

SOPs sich nicht widersprechen. Die Gestaltung hat einen hohen Einfluss auf die spätere Funktionalität einer Checkliste. Im Implementierungsprozess steht der Anwender im Fokus. Eine Implementierung muss im Training erfolgen und darf unter keinen Umständen rein theoretischer Natur sein. Die optimierten Arbeitsabläufe müssen Teil der Arbeitswirklichkeit werden. Wie in Zukunft die Checklisten an BFS gestaltet werden, damit diese auch in der Praxis zur Anwendung kommen können, ist offen. Die Kriterien sind festgelegt, ein Konsens muss zwischen allen Stakeholdern aber noch gefunden werden.

7 Diskussion

Dieser Band hatte zum Ziel, einen Konzeptvorschlag zur Implementierung von Checklisten in der Ausbildung zum Notfallsanitäter zu erarbeiten und die Frage, wie der Erwerb von Handlungskompetenz durch standardisierte Arbeitstechniken in Form von Checklisten didaktisch gestaltet und organisiert werden kann, zu beantworten.

Durch die in der Notfallrettung herrschende Vielfalt an möglichen Einsatzszenarien müssen umfangreiche und unter hohem Stress abrufbare Handlungs-kompetenzen in der Ausbildung vermittelt werden. Das selbstständige Arbeiten steht für die neuen Fachkräfte in der präklinischen Notfallmedizin dabei im Mittelpunkt der gesetzlich vorgegebenen Ausbildungsziele. Als handlungskompetent kann nur der gelten, dessen Handeln vom Credo der Patientensicherheit geleitet und damit vom Sicherheitsverhalten durchdrungen ist. Checklisten können dabei eine wichtige Arbeitshilfe darstellen, deren Evidenz vielfach untersucht und bestätigt wurde. Da Checklisten immer an Anwender und Zweck angepasst sein müssen, gibt es nicht nur einen Weg zu einer funktionalen und sinnvollen Checkliste, sondern viele Möglichkeiten und Erscheinungsformen.

Das Arbeitsmittel Checkliste kommt bereits in verschiedenen Formen an BFS zum Einsatz und wird weiter ausgebaut. Der Weg zur vollständigen Implementierung in das Curriculum der Schule ist aufgezeigt worden und muss umgesetzt werden. Routineverfahren in Checklistenform abzubilden bringt nicht nur Vorteile für den Schüler in der Lehre, sondern ist auch eine wichtige Hilfe für den Praxisanleiter in der

Anleitungsphase. Eine wichtige Aufgabe wird es in Zukunft sein, die aufgezeigten Kriterien zur Erstellung von Checklisten im Rettungsdienst auf die bisher existierenden und zukünftigen Checklisten anzuwenden. Der qualitative Sprung in den Lernort Lehrrettungswache ist durch erste Angebote angestoßen worden, wurde aber noch nicht ausreichend angenommen. Checklisten können mitunter tief in das Management eines Notfalls eingreifen. Wichtig ist, dass Checklisten keine eigenständigen Algorithmen oder Leitlinien darstellen oder diese ersetzen sollen. Vielmehr sind Checklisten je nach Einsatzzweck dazu da, kritische Punkte einer Standard Operating Procedure zu beleuchten und unsichere Handlungen der Akteure zu vermeiden helfen.

Checklisten, die in der Berufsausbildung zum Notfallsanitäter eingesetzt werden, können mitunter auch Auswirkungen auf die Zusammenarbeit mit anderen Berufsgruppen haben. Checklisten können so leicht auf Unverständnis stoßen, gerade wenn im Beruf stehende Kollegen oder Ärzte mit programmierten Abläufen konfrontiert werden. Checklisten ersetzen dafür kein Wissen, sondern sind ein Baustein Fehler zu vermeiden und patientensicher zu arbeiten. Checklisten in der Ausbildung zum Notfallsanitäter zeigen daher auch eine geistige Grundhaltung der Schule, Human Factors als elementaren Bestandteil unserer täglichen Arbeit zu akzeptieren.

8 Literaturverzeichnis

Achtenhagen et al. (2004). *Handbuch der Lernortkooperation.* (D. Euler, Hrsg.) Bielefeld: Bertelsmann.

Agarwala, A., McRichards, K., Rao, V., Kurzweil, V., & Goldhaber-Fiebert, S. (3 2019). Bringing Perioperative Manuals to Your Institution: A "How To" from Concept to Implementation in 10 Steps. *The Joint Commission Journal on Quality and Patient Safety,* S. 170–179. doi:10.1016/j.jcjq.2018.08.012

Ansari, S. (2009). *Schule des Staunens. Lernen und Forschen mit Kindern.* Heidelberg: Spektrum Akademischer Verlag.

Badke-Schaub, P., Hofinger, G., & Lauche, K. (2012). *Human Factors Psychologie sicheren Handelns.* Berlin-Heidelberg: Springer.

Bauer. (01 2010). Cockpit und OP-Saal: Checklisten verbessern Sicherheit. *BERLIN MEDICAL 01.10 QUALITÄT IN DER MEDIZIN,* S. 8 - 12.

Bauer, H. G., Brater, M., Büchele, U., Dufter-Weis, A., Maurus, A., & Munz, C. (2009). *Lern(prozess)begleitung in der Ausbildung: Wie man Lernende begleiten und Lernprozesse gestalten kann.* Bielefeld: Bertrelsmann.

Becker, M. (24. Juni 2014). *https://www.bwpat.de/ausgabe/24.* (H. Kremer, M. Fischer, & T. Tramm , Hrsg.) Abgerufen am 05. 02 2020 von bwp@ Berufs- und Wirtschaftspädagogik - online.

Biarent, D., Bingham, R., Eich, C., López-Herce, J., Maconochie, I., Rodríguez-Núnez, A., . . . Zideman, D. (2010). *European Resuscitation Council Guidelines for Resuscitation 2010.* Amsterdam: Elsevier. doi:10.1016/j.resuscitation.2010.08.012

BRK-Bildungsverbund (Hrsg.). (2019). *Handlungsempfehlungen und ärztliche Delegationen in der Notfallsanitäterausbildung.* Würzburg: Bayerisches Rotes Kreuz.

Bundesamt, Statistisches. (19. 05 2019). *Verkehrsunfälle Getötete nach Alter und je 1 Millionen Einwohner.* (S. Bundesamt, Herausgeber) Abgerufen am 11. 01 2020 von Statistisches Bundesamt DESTATIS: https://www.destatis.de/DE/Themen/Gesellschaft-Umwelt/Verkehrsunfaelle/Tabellen/getoetete-alter.html

Burgess, M., Crewdson, K., Lockey, D., & Perkins, Z. (24. Mai 2018). Prehospital emergency anaesthesia: an updated survey of UK practice with emphasis on the role of standardisation and checklists. *The Journal of Emergency Medicine.* doi:org/ 10. 1136/ emermed- 2017- 20659

Burian, B. K. (2004). *Emergency and Abnormal Checklist Design Factors Influencing Flight Crew Response: A Case Study.* HCI-Aero Conference, . Toulouse: NASA Ames Research Center.

Dänecke, H. (April 2002). Menschliche Kapazitäten - „Mammutjäger", was nun? (G. F. Verteidigung, Hrsg.) *Flugsicherheit*, S. 6 -14.

Davies, F. (19. 11 2019). *#EM3 East Midlands Emergency Medicine Educational Media.* Abgerufen am 23. 12 2019 von https://em3.org.uk/foamed/15/2/2019/resus-drills

Davies, F., van Heyningen, C. L., Edwards, S., & Fudge, J. (05. 02 2020). *Resus Drills.* (H. E. Midlands, Herausgeber) Abgerufen am 05. 02 2020 von #EM3: https://em3.org.uk/foamed/15/2/2019/resus-drills

DBRD (Hrsg.). (01 2020). *DBRD Deutscher Berufsverband Rettungsdienst.* Abgerufen am 21. 01 2020 von

https://www.dbrd.de/aktuell/aktuelles/443-dbrd-
muster-algorithmen-die-4-auflage-ist-erschienen

Degani, A., & Wiener , E. L. (1. Juni 1993). Cockpit
Checklists: Concepts, Design, and Use. *The
Journal of the Human Factors and Ergonomics
Society*, S. 345 - 359.
doi:10.1177/001872089303500209

Dörner, D. (2003). *Die Logik des Misslinges Strategisches
Denken in komplexen Situationen.* Hamburg:
Rowohlt.

Egger, P., Goetze, W., Gonon, P., Landolt, H., Landwehr,
N., Gresele, A., . . . Renold, U. (2002). *Der dritte
Lernort Bildung für die Praxis, Praxis für die
Bildung.* Bern: hep.

Enke, K., & Kuhnke, R. (2013). *Lernfeld Rettungsdienst:
Wege zum handlungsorientierten Unterricht.*
Edewecht: Stumpf+Kossendey.

Falk, J., & Kerres, A. (2003). *Didaktik und Methodik der
Pflegepädagogik: Handbuch für innovatives Lehren
im Gesundheits- und Sozialbereich
(Grundlagentexte Pflegewissenschaft).* Juventa:
Weinheim/München.

Flake, F., & Runggaldier, K. (2018). *Arbeitstechniken im
Rettungsdienst.* München: Elsevier.

Flake, F., Runggaldier, K., Karutz, H., & Luxem, J. (Hrsg.). (2016). *Notfallsanitäter Heute* (6 Ausg.). München, Bayern: Elsevier GmbH.

Fudickar, A., Hörle, K., Wiltfang, J., & Bein, B. (19. Oktober 2012). The Effect of the WHO Surgical Safety Checklist on Complication Rate and C ommunication. *Deutsches Ärzteblatt International*, S. 695 - 701. doi:10.3238/arztebl.2012.0693

Gaba, D., Goldhaber-Fiebert, S., Harrison, K., Howard, S., & Chu, L. (2017). *Sanford Medicine Emergency Manual*. Abgerufen am 17. 02 2020 von https://emergencymanual.stanford.edu/: https://emergencymanual.stanford.edu/other-languages/

Gädtke, F. (August 2018). Auf dem Weg zu einer Didaktik des Rettungsdienstes: Eine bildungstheoretische Perspektive für die Notfallsanitäter-Ausbildung. *Pädagogik der Gesundheitsberufe*. doi:10293.000/30000-1698

Gausemann, P., Henninger, M., & Koppenberg, J. (2015). *Patientensicherheitsmanagement*. (M. H. Peter Gausemann, Hrsg.) Berlin/Bosten: Walter de Gruyter.

Gawande, A. (2013). *Checkliste-Strategie Wie sie die Dinge in den Griff bekommen.* München : btb.

Georg, W., Grüner, G., & Otto, K. (1991). *Kleines berufspädagogisches Lexikon.* München: wbv.

Goldhaber-Fiebert, S. N., & Howard, S. K. (November 2013). Implementing Emergency Manuals: Can Cognitive Aids Help Translate Best Practices for Patient Care During Acute Events? *Anesthesia Patient Safety Foundation,* S. 1149 - 1161. doi:10.1213/ANE.0b013e318298867a.

Götz, K., & Häfner, P. (1994). *Didaktische Organisation von Lehr- und Lernprozessen.* Weinheim: Deutscher Studien Verlag.

Gradl-Dietsch, G., Lübke, C., Horst, K., Simon, M., Modabber, A., Sönmez, T. T., . . . Knobe, M. (03. 11 2016). Peyton's four-step approach for teaching complex spinal manipulation techniques – a prospective randomized trial. *BMC Medical Education.* doi:10.1186/s12909-016-0804-0

Habig, K., McCourt, F., & Richmond, C. (2016). *sydneyhems.* (T. G. (GSA-HEMS), Hrsg.) Abgerufen am 17. 02 2020 von https://sydneyhems.com/resources/

Hagemann, V. (2011). *Trainingsentwicklung für High Responsibility Teams.* Lengerich: Pabst Science Publishers.

Hahne, D., & Karutz, H. (August 2018). Didaktische Modelle in der Ausbildung zum Notfallsanitäter: Übertragbarkeit und Anwendung von allgemein- und pflegedidaktischen Modellen. *Pädagogik der Gesundheitsberufe.* doi:10293.000/30000-1699

Hahnen, D., & Karutz, H. (12 2018). Didaktische Modelle in der Ausbildung zum Notfallsanitäter: Übertragbarkeit und Anwendung von allgemein- und pflegedidaktischen Modellen. *Pädagogik der Gesundheitsberufe*, S. 244-254.

Hales, B., Terblanche, M., Fowle, R., & Sibbal, W. (11. 12 2008). Development of medical checklists for improved quality of patient care. *International Journal for Quality in Health Care*, S. 20-30. doi:10.1093/intqhc/mzm062

Hayden, J., Smiley, R., Maryann , A., Kardong-Edgren, S., & Jeffries, P. (Juli 2014). The NCSBN National Simulation Study: A Longitudinal, Randomized, Controlled Study Replacing Clinical Hours with Simulation in Prelicensure Nursing Education. *The Journal of Nursing Regulation.*

Haynes, A. B., Weiser, T. G., Berry, W. R., Lipsitz, S. R., Breizat, A.-H. S., Dellinger, P., . . . Gawande, A. A. (14. 01 2009). A Surgical Safety Checklist to Reduce Morbidity and Mortality in a Global Population. *The new england journal of medicine.*

Hilbig, F., Gries, A., Hartwig, T., & Bernhard, M. (3. 10 2015). Schnittstelle Notaufnahme: Optimierungen an der Nahtstelle Präklinik/Klinik. *Notfallmedizin up2date*, S. 225 - 239. doi:10.1055/s-0033-1358195

Hofinger, G., & Heimann , R. (2016). *Handbuch Stabsarbeit.* Berlin : Springer.

Karutz, H. (2011). *Notfallpädagogik: Konzepte und Ideen.* Edewecht: Stumpf + Kossendey.

Karutz, H. (2018). Der steinige Weg, ein Berufsbild zu professionalisieren. (V. h. GmbH, Hrsg.) *Pädagogik der Gesundheitsberufe*, S. 221 - 223.

Kemperdick, C., & Grönheim, M. (2018). *Ausbildung und praktische Anleitung am Lernort RettungswacheAusbilden im Rettungsdienst Bd. 1.* Edewecht : Stumpf + Kossendey.

Kerner, T., Schmidbauer, W., Tiez, M., Marung, H., & Genzwuerker, H. V. (20. 07 2015). Use of checklists improves the quality and safety of prehospital emergency care. *European Journal of Emergency Medicine*. doi:10.1097/MEJ.0000000000000315

KMK. (2007). *Kultusminister Konferenz.* (S. d. Weiterbildung, Hrsg.) Abgerufen am 10. 02 2020 von Handreichung für die Erarbeitung von Rahmenlehrplänen der Kultusministerkonferenz für den berufsbezogenen Unterricht in der Berufsschule und ihre Abstimmung mit Ausbildungsordnungen des Bundes für anerkannte Ausbildungsberufe: https://www.kmk.org/fileadmin/veroeffentlichungen_beschluesse/2007/2007_09_01-Handreich-Rlpl-Berufsschule.pdf [27.06.2019]

KMK. (2018). *Kultusminister Konferenz.* (W. u. Sekretariat der Kultusministerkonferenz Referat Berufliche Bildung, Hrsg.) Abgerufen am 10. 02 2020 von Handreichung für die Erarbeitung von Rahmenlehrplänen der Kultusministerkonferenz für den berufsbezogenen Unterricht in der Berufsschule und ihre Abstimmung mit Ausbildungsordnungen des Bundes für anerkannte Ausbildungsberufe: https://www.kmk.org/fileadmin/Dateien/veroeffentli chungen_beschluesse/2011/2011_09_23-GEP-Handreichung.pdf [27.06.2019]

Kollewe, T., Sennekamp, M., & Ochsendorf, F. (2018). *Medizindidaktik: Erfolgreich lehren und Wissen vermitteln.* Berlin: Springer.

Koppenberg. (Juni 2012). Patientensicherheit – Definition und Epidemiologie von unerwünschten Ereignissen, Fehlern und Schäden. *Therapeutische Umschau,* S. 335. doi:10.1024/0040-5930/a000294

Koppenberg, J., Bucher, M., Gausmann, P., & Henninger, M. (August 2014). Simulationsbasierte Trainings zur Verbesserung der Patientensicherheit. *Notfall + Rettungsmedizin, 17*(Heft 5), S. 373. doi:10.1007/s10049-013-1802-y

Koppenberg, J., Henninger, M., Gausmann, P., & Rall, M. (2011). Patientensicherheit im Rettungsdienst: Welchen Beitrag können CRM und Teamarbeit leisten? *Der Notarzt,* S. 249 - 254. doi:10.1055/s-0031-1276905

Kultusministerkonferenz, K. (2017). *Handreichung für die Erarbeitung von Rahmenlehrplänen der Kultusministerkonferenz Rahmenlehrplänen der Kultusministerkonferenz für den berufsbezogenen Unterricht in der Berufsschule und ihre Abstimmung mit Ausbildungsordnungen des Bundes für anerkannte Au.* Berlin: Sekretariat der

Kultusministerkonferenz Referat Berufliche Bildung, Weiterbildung und Sport.

Lang, M., & Pätzold, G. (2006). *Dortmunder Beiträge zur Pädagogik Wege zur Förderung selbstgesteuerten Lernens in der beruflichen Bildung* (Bd. 39). (U. von der Burg , R. Hinz , D. Höltershinken , & G. Pätzold , Hrsg.) Freiburg: projektverlag.

Lauria, M., Reid, C., & Weingart, S. (21. 09 2019). *EMCrit.* Von https://emcrit.org/emcrit/emergency-reflex-action-drills/#comments abgerufen

Lazarovici, M., Trentzsch, H., & Prückner, S. (02 2017). Human Factors in der Medizin. *Zentralblatt für Arbeitsmedizin, Arbeitsschutz und Ergonomie*, S. 123 - 139. doi:10.1007/s40664-017-0172-6

Lingard, L., Espin, S., Rubin, B., Whyte, S., Colmenares, M., Baker, G., . . . Reznick, R. (12. 05 2005). Getting teams to talk: development and pilot implementation of a checklist to promote interprofessional communication in OR. *The BMJ*, S. 340 - 346.

Mamerow, R. (2018). *Praxisanleitung in der Pflege.* Berlin : Springer .

Marx, D., & Lange, P. (April 2019). Entscheidungsfindung in der Akut- und Notfallmedizin. *Notfallmedizin up2date*, S. 71 - 87. doi: 10.1055/a-0757-9089

Marx, D., Richter, L., Segelhorst, S., & Pagenberg, A. (2013). *Faktor Mensch.* Marburg: Medi-Learn Verlag.

Merkle et al. (2014). *Risikomanagement und Fehlervermeidung im Krankenhaus.* Heidelberg: Springer.

Meyer, H. (2002). *UnterrichtsMethoden 1. Theorieband.* Berlin : Cornelsen Scriptor.

Müller, H. J., König, H., & Prescher, T. (1. Juli 2019). Arbeitsprozessorientierungin derBerufsausbildungvon Notfallsanitäter/innen. *Notfall+ Rettungsmedizin.* doi:10.1007/s10049-019-0612-2

Münster, T., Stosch, C., Hindrichs, N., Franklin, J., & Matthes, J. (2016). Peyton's 4-Steps-Approach in comparison:Medium-term effects on learningexternal chest compression– a pilot study. *GMS Journalfor MedicalEducation*, S. 1-25.

Neumayr, A., Schinnerl, A., & Baubin, M. (2016). *Risikomanagement in der prähospitalen Notfallmedizin.* Berlin: Springer.

NotSanG. (22. 05 2013). *Gesetze im Internet.* (B. d. Verbraucherschutz, Herausgeber) Abgerufen am 3. 31 2019 von Gesetz über den Beruf der Notfallsanitäterin und des Notfallsanitäters (Notfallsanitätergesetz - NotSanG): https://www.gesetze-im-internet.de/notsang/BJNR134810013.html [31.03.2019]

Paechter, M. (2012). *Handbuch Kompetenzorientierter Unterricht.* (M. Paechter, Hrsg.) Weinheim und Basel: Beltz Verlag.

Pätzold, G., & Walden, G. (1995). *Lernorte im dualen System der Berufsbildung.* Bielefeld: Bertelsmann.

Peyton, R. (1998). *Teaching and Learning in Medical Practice.* Orillia: Manticore .

Pluntke, S. (2017). *Der Praxisanleiter im Rettungsdienst.* Berlin: Springer Verlag.

Prescher, T., Baborowsky, E., Kamm, A., Schmidt, C., Schöpf, L., Reimer, C., & Bergmaier, W. (2019). *Ein Schulcurriculum entwickeln: Ansätze und Strukturmomente in Modellversuchsvorhaben zur Gestaltung curricularer Bausteine in der generalistischen Pflegeausbildung.* (T. Prescher, Hrsg.) Norderstedt: BoD.

Rall, M., & Lackner, C. K. (22. 06 2010). Crisis Resource Management (CRM) Der Faktor Mensch in der Akutmedizin. *Notfall + Rettungsmedizin*, S. 349 - 356. doi:10.1007/s10049-009-1271-5

Reason, J. (1994). *Menschliches Versagen*. Heidelberg: Spektrum.

Reason, J. (18. 3 2000). Human error: models and management. *bmj British Medical Journal*, S. 769.

Rettungsdienst, A. Ä. (19. 09 2019). *Ärztliche Leiter Rettungsdienst Bayern.* (I. f.-K. München, Hrsg.) Abgerufen am 21. 11 2019 von http://www.aelrd-bayern.de/index.php?option=com_content&view=article&id=268&Itemid=566

Roeder, N., & Wächter, C. (Februar 2015). Bedeutung von Humanfaktoren im Qualitäts- und Risikomanagement in Medizin und Luftfahrt. *Das Krankenhaus*.

Rosen, S., & Schubiger, A. (2013). *Berufsfelddidaktik der höheren Berufsbildung - Ein generischer Ansatz zur Entwicklung spezifischer Berufsfelddidaktiken.* Bern: hep.

Rothkötter, J. H., Fischer, D., & Schmidt-Torner , S. (03. 06 2019). Notfallnarkose – Vorbereitung und Assistenz im Rettungsdienst Ein Konzept zur standardisierten Vorbereitung. *Notfall+ Rettungsmedizin*, S. 51-55. doi:10.1007/s10049-019-0608-y

Rothkötter, J. H., Fischer, D., & Schmidt-Torner , S. (03. 06 2019). Notfallnarkose – Vorbereitung und Assistenz im Rettungsdienst Ein Konzept zur standardisierten Vorbereitung. *Notfall+ Rettungsmedizin*. doi:10.1007/s10049-019-0608-y

Schelten, A. (2004). *Einführung in die Berufspädagogik*. Stuttgart: Franz Steiner Verlag.

Schoolmann, E. (Juni 2017). Zum Beitrag „Notfallsanitäter: Hilflose Helfer" der Sendung Markt vom 08.05.2017. *Der Notarzt*, S. 264 - 266. doi:10.1055/s-0043-120947

Schrappe, M. (2018). *APS-Weißbuch Patientensicherheit*. Berlin: Medizinisch Wissenschaftliche Verlagsgesellschaft.

Schrappe, M. (2019). *APS-Weißbuch Patientensicherheit*. (A. P. (APS), Hrsg.) Berlin: Medizinisch Wissenschaftliche Verlagsgesellschaft.

Schulze, T., Runge, S., & von der Heyden, M. (14. Juni 2013). Crisis-Checklisten für die Endoskopie und den OP. *Viszeralmedizin*, S. 1580 - 186. doi:10.1159/000353383

Sommer, K. J., Kranz, J., & Steffens, J. (19. April 2014). Prozessgestaltung in Hochzuverlässigkeitsorganisationen. *Der Urologe*, S. 645–649. doi:10.1007/s00120-014-3484-6

St.Pierre, M., & Breuer, G. (Hrsg.). (2018). *Simulation in der Medizin*. Berlin-Heidelberg: Springer.

St.Pierre, M., Hofinger, G., & Buerschaper, C. (2014). *Human Factors und Patientensicherheit in der Akutmedizin*. Berlin Heidelberg: Springer.

Städeli, C. (06 2010). Die fünf Säulen der guten Unterrichtsvorbereitung. *Folio Die Zeitschrift des BCH/FPS für Lehrkräfte in der Berufsbildung*.

Städeli, C., Grassi, A., Rhiner, K., & Obrist, W. (2013). *Kompetenzorientiert unterrichten- Das AVIVA Modell*. Bern: hep .

Taylor, F. W., & Wallichs, A. (1919). *Die Betriebsleitung insbesondere der Werkstätten*. Berlin : Springer .

Thim, T., Krarup, N. H., Grove, E. L., Rohde, C. V., & Løfgren, B. (31. 1 2012). Initial assessment and treatment with the Airway, Breathing, Circulation, Disability, Exposure (ABCDE) approach. *International Journal of General Medicine*, S. 117 – 121. doi:10.2147/IJGM.S28478

Thomassen, Ø., Storesund, A., Søftelan, E., & Brattebø, G. (10. 10 2013). The effects of safety checklists in medicine: a systematic review. (J. Wiley, Hrsg.) *The Acta Anaesthesiologica Scandinavica Foundation.*, S. 5–18. doi:10.1111/aas.12207

Waeschele, R., Bauer, M., & Schmidt, C. (26. 08 2015). Fehler in der Medizin Ursachen, Auswirkungen und Maßnahmen zur Verbesserung der Patientensicherheit. *Anaesthesist*, S. 689 - 704. doi:10.1007/s00101-015-0052-4

Weltgesundheitsorganisation. (2018). *Mustercurriculum Patientensicherheit: Multiprofessionelle Ausgabe.* (Charite`-Universitätsmedizin-Berlin, Hrsg.) Abgerufen am 12. 01 2020 von https://apps.who.int/iris/bitstream/handle/10665/44641/9783000606267-ger.pdf?sequence=41&isAllowed=y.

Wickens, C. D., & Hollands, J. G. (1999). *Engineering Psychology and Human Performance.* New Jersey: Prentice Hall.

Die Reihe „Pädagogische Praxisimpulse" richtet sich an AutorInnen, die aus der Praxis und für die Praxis niedrigschwellig ihre Erkenntnisse und Forschungsarbeiten darstellen und einer Leserschaft zur Verfügung stellen wollen. Für die LeserInnen soll damit die Möglichkeit geschaffen werden komplexe und theoretische Sachverhalte nachvollziehbar und für ihre Praxis anschlussfähig aufbereitet vorzu-finden. Idealerweise beinhalten die Beiträge immer auch konkrete Umsetzungsvorschläge und Anwendungsbeispiele.

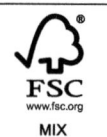